Mythos Süßstoff

[redacted]

Impressum

Copyright: Kneipp-Verlag GmbH und Co KG,
Lobkowitzplatz 1, A-1010 Wien
www.kneippverlag.com

ISBN: 978-3-7088-0496-5

Autor: Sven-David Müller, MSc
Redaktionelle Mitarbeit: Mag. Jasmin Schwarz
Lektorat: Mag. Eva Manhardt
Korrektorat: Conny Vrbicky
Cover: Andrea Barth, www.guter-punkt.de
Coverfoto: www.iStockphoto.com/monkeybusinessimages
Art Direction/DTP: Werner Weißhappl, plan_w
Bildnachweis: Sven-David Müller (Autorenportrait),
alle restlichen www.istockphoto.com
Druck: General Druckerei GmbH, Ungarn

1. Auflage, September 2010

Sven-David Müller
unter redaktioneller Mitarbeit von
Jasmin Schwarz

Mythos Süßstoff

Die ganze Wahrheit über künstlichen und natürlichen Zuckerersatz

Inhalt

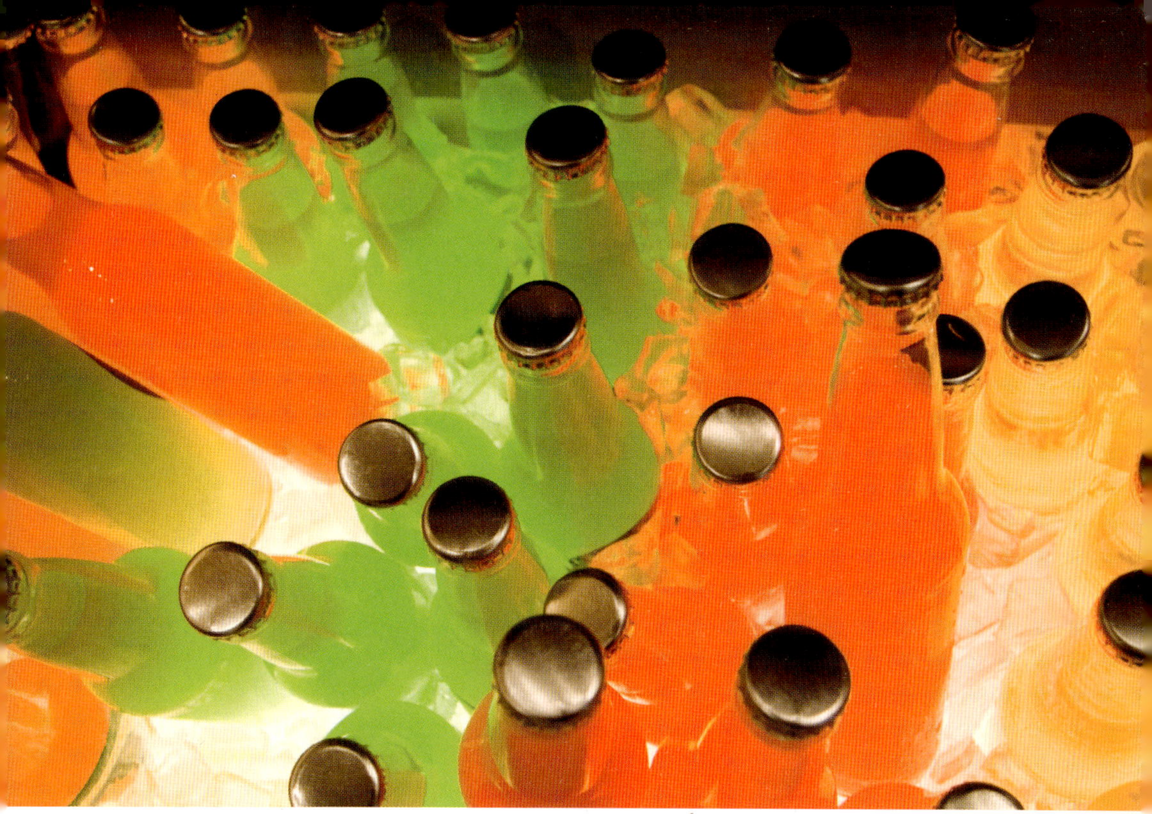

„Lasst Nahrung eure
Medizin sein
und Medizin
eure Nahrung."

(Hippokrates, altgriechischer Arzt und Philosoph, 460 v. Chr.)

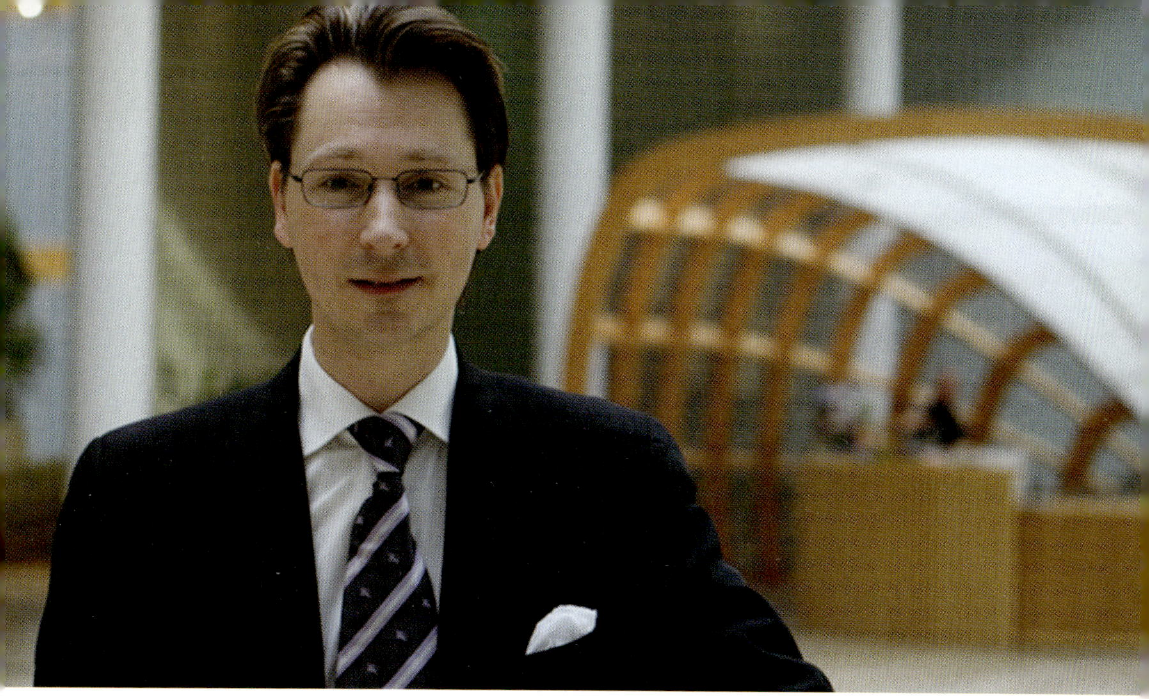

Liebe Leserinnen und Leser,

der süße Geschmack ist das erste Geschmackserlebnis im Leben des Säugetieres Mensch. Die Muttermilch schmeckt süß und dieser Geschmack löst beim Säugling ein Lächeln aus. Der Mensch ist auf ein süßes Leben gepolt. Durchschnittlich liegt die Zuckeraufnahme pro Tag bei 80 bis 100 Gramm. Das ist ziemlich viel und der Konsum nimmt eher zu als ab. Aber auch der Konsum von Süßstoffen und Zuckeraustauschstoffen sowie Fruchtzucker steigt. Menschen haben nun mal eine Schwäche für alles, was süß schmeckt. Studien zeigen, dass die Geschmacksrichtung süß auch bis ins hohe Alter gut wahrgenommen wird. Selbst Alzheimer-Patienten lächeln bei süßen Speisen.

Aber Süßes hat auch Nachteile und deshalb wird seit vielen Jahrzehnten nach einem Ersatz gesucht. Mit der Entdeckung des ersten Süßstoffes war plötzlich ein Süßungsmittel verfügbar, das billig und gut zu transportieren ist und keine Kalorien hat.

Der deutsche Chemiker Prof. Dr. Constantin Fahlberg entdeckte in den Jahren 1878 und 1879 zusammen mit dem US-amerikanischen Chemiker Prof. Dr. Ira Remsen an der Johns Hopkins University in Baltimore den Süßstoff Saccharin. Das Wort Saccharin leitet sich von „sakcharon", dem griechischen Wort für Zucker (Saccharose) ab. Schon der Name **Saccharin** weist auf die „Verwandtschaft" mit dem Zucker hin, der auch als Saccharose bezeichnet wird. Diese Ähnlichkeit ist es, die Anlass für Diskussionen und Missverständnisse ist.

1886 eröffnete Fahlberg in Salbke bei Magdeburg die erste Saccharinfabrik der Welt. Bereits 1898 kam es durch Proteste der Landwirtschaft und der Zuckerindustrie zum ersten Süßstoffgesetz (Süßstoff-Prohibition), das die Produktion, den Import und die gewerbliche Verwendung von Saccharin unter Strafe stellte. Der Lobbyismus hat also schon sehr früh gegen Süßstoff agiert. Seit dieser Zeit brodelt es in der Gerüchteküche.

Über keinen Lebensmittelzusatzstoff gibt es so viele haltlose Behauptungen wie über Süßstoff. Medien und Laien berichten über vermeintlich gesundheitsschädigende Wirkungen. Das führt bei vielen Konsumenten zu Verunsicherung. Aber auch Experten sind sich in der Einschätzung von Süßstoffen nicht einig, obwohl die Wissenschaft eine deutliche Sprache spricht. Und nicht zu vergessen: Jeden Tag verwenden mehr als eine Milliarde Menschen Süßstoff. Einerseits nutzen die Verbraucher gerne die Vorteile der Süßstoffe, andererseits haben sie Angst, durch deren Konsum krank zu werden.

Ich möchte Ihnen in meinem Buch einen objektiven Einblick in die Geschichte, die Risiken und das Zulassungsverfahren von Süßstoffen geben und stelle Ihnen die derzeit existierenden Zuckeralternativen vor.

Süßstoffe sind kein Zucker und haben auch keine Zuckereigenschaften – sie schmecken nur süß, aber eben nicht zuckersüß. Nichts schmeckt so zuckersüß wie Zucker. Honig schmeckt nicht wie Zucker. Und Cyclamat, Saccharin, Aspartam, Thaumatin oder Stevia schmecken auch nicht zuckersüß. Süßstoffe schmecken eben „süßstoff-süß". Aber das ist nicht der einzige Diskussionspunkt. Bei der Kritik zum Thema Süßstoffe ging es in den vergangenen 120 Jahren selten um Fakten, sondern vielmehr um industrielle Wünsche, und Lobbyisten stellten Behauptungen auf, denen das wissenschaftliche Fundament fehlte. Inzwischen gibt es keine einheitliche Zuckerlobby mehr, da die Zuckerproduzenten Süßstoffe, Zuckeraustauschstoffe und auch Produkte mit und aus Stevia produzieren, vermarkten und vertreiben.

Aspartam & Co sorgen ständig für negative Schlagzeilen. Für Stevia und Stevia-Produkte trifft das scheinbar nicht zu. Das tropische Süßkraut wird vehement – fast wie eine Religion – verteidigt. Das Wort „Natur" scheint den Blick auf die Realität der Süßstoffproduktion zu verstellen. Die meisten Stevia-Produkte sind genauso wenig natürlich wie viele andere Süßungsmittel. Jahrelang behaupteten die Stevia-Lobbyisten – die aggressiver agierten als andere süße Meinungs- und Stimmungsmacher, schließlich einen Markt aufbauten und den Verbraucher zum Käufer „erzogen" –, dass die Süßstoff- und/oder Zuckerlobby gegen Stevia ist. Dabei wird heute jedes Süßungsmittel von den gleichen Firmen – multinationalen Konzernen – produziert und vertrieben. Unternehmen, die den Süßstoff Aspartam herstellen, stellen auch Stevia-Produkte her. Verbraucher-Auge sei wachsam.

Süßstoffe haben einen festen Platz in der diätetischen Behandlung vieler Erkrankungen. Dazu gehören nicht nur Übergewicht, Adipositas und Diabetes mellitus, sondern auch die Fettleber, erhöhte Triglyzerid-Werte, bestimmte Formen von Kohlenhydratverdauungs- und Kohlenhydratstoffwechselstörungen sowie zahlreiche andere Krankheiten. Demgegenüber spricht vieles gegen süße Kohlenhydratträger wie Saccharose (Haushaltszucker) und Fruktose (Fruchtzucker). Aktuelle Studien beweisen, dass Fruktose, die häufig in Wellness-Produkten eingesetzt wird, zu Krankheiten führen kann.

Dieses Buch ist in Zusammenarbeit mit vielen Wissenschaftern entstanden und ich verfolge damit das Ziel, ein süßes Geheimnis zu lüften und den Mythos Süßstoff zu entzaubern. An dieser Stelle danke ich insbesondere dem Kneipp-Verlag und Eva Manhardt, die mich als Lektorin tatkräftig unterstützt hat. Dankbar bin ich auch Jasmin Schwarz, die mir bei der wissenschaftlichen Recherche sehr geholfen hat.

Ich freue mich, wenn Sie sich bei mir melden, wenn Sie Fragen oder Anregungen haben. Ich wünsche Ihnen viel Freude bei der Lektüre und allzeit viel Gesundheit!

Berlin, September 2010

Mit den besten Grüßen und Wünschen bin ich

Ihr

Sven-David Müller, MSc
Master of Science in Applied Nutritional Medicine
(Angewandte Ernährungsmedizin)
Staatlich geprüfter Diätassistent und Diabetesberater DDG

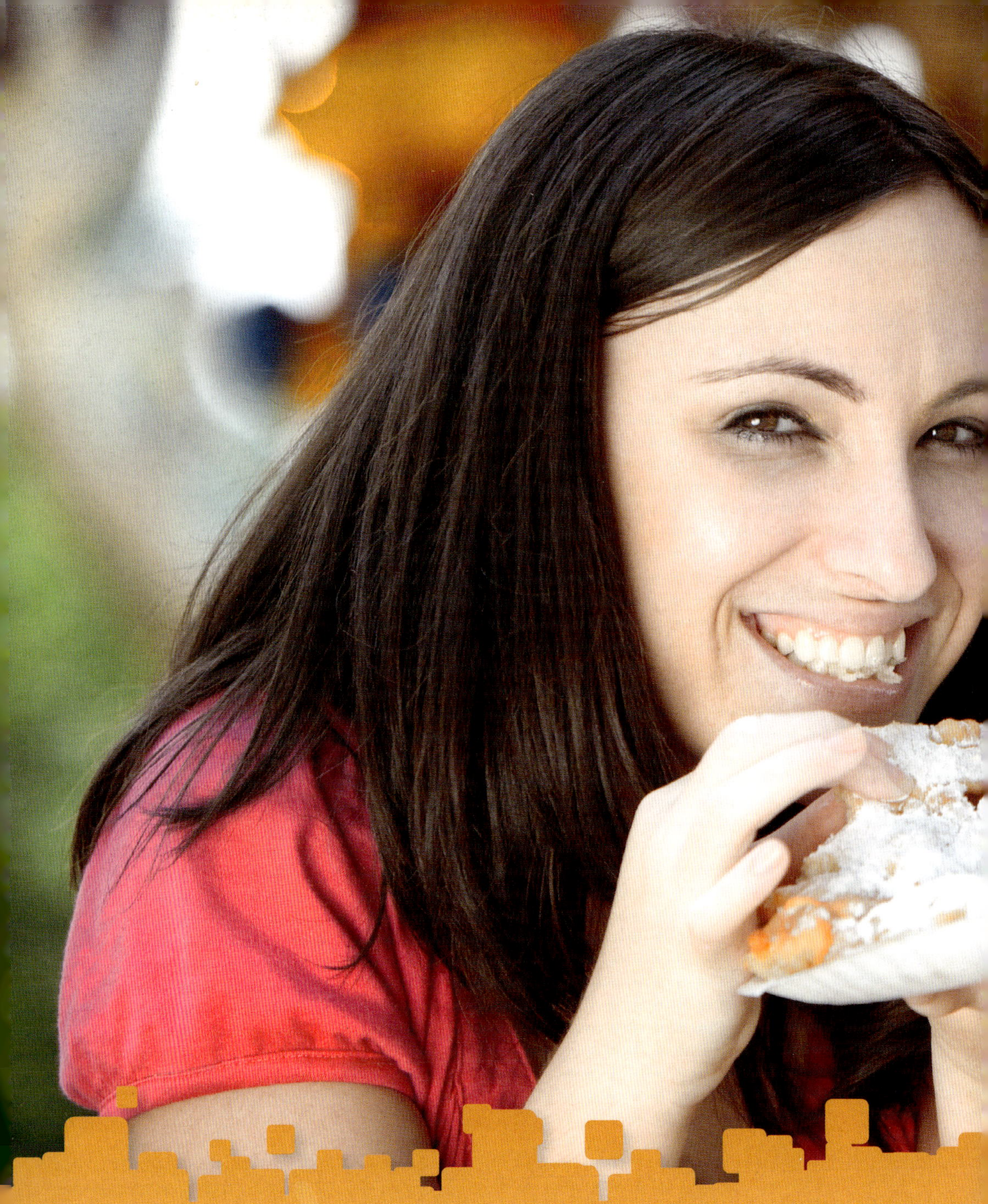

Was bedeu

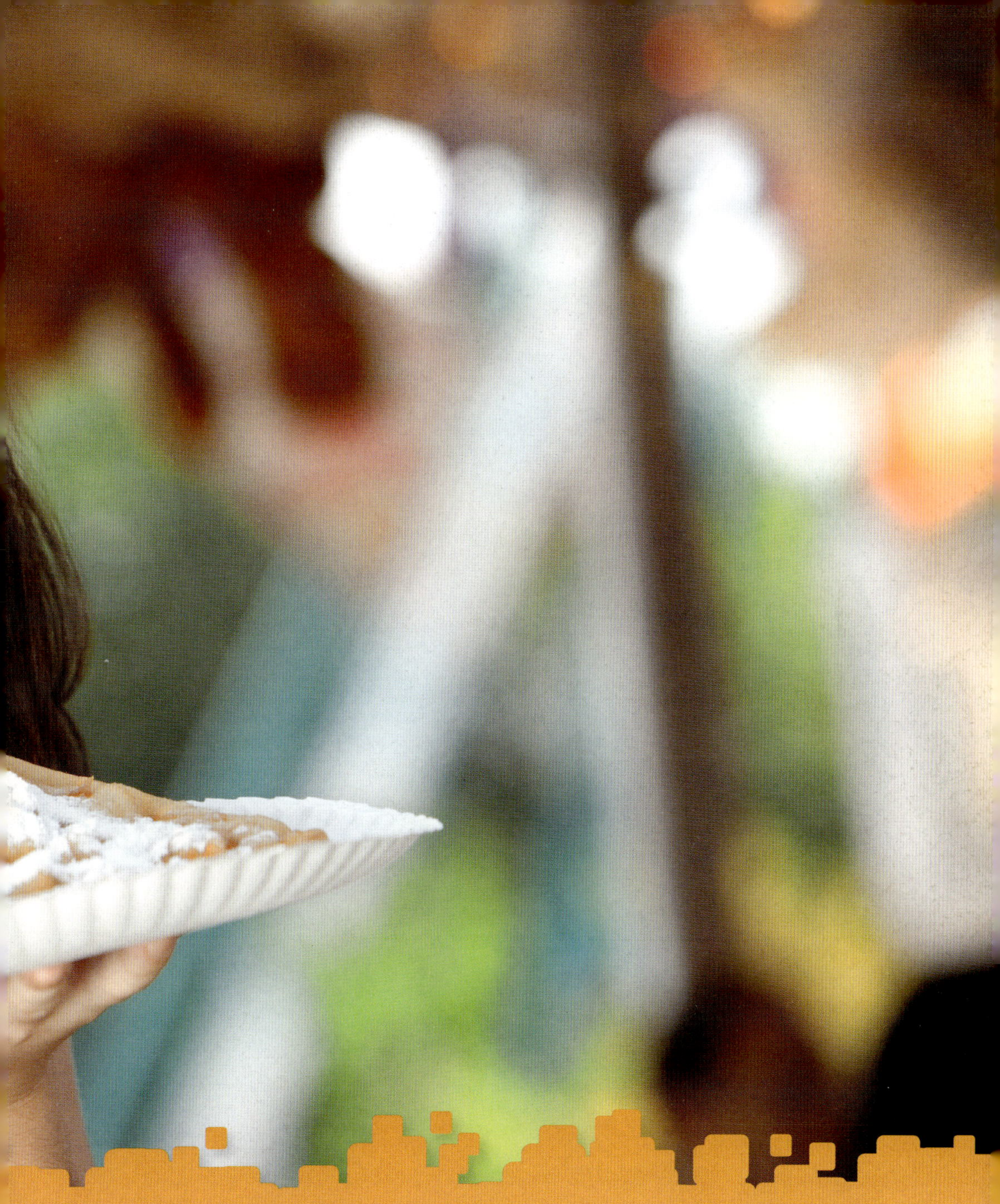

tet „süß“?

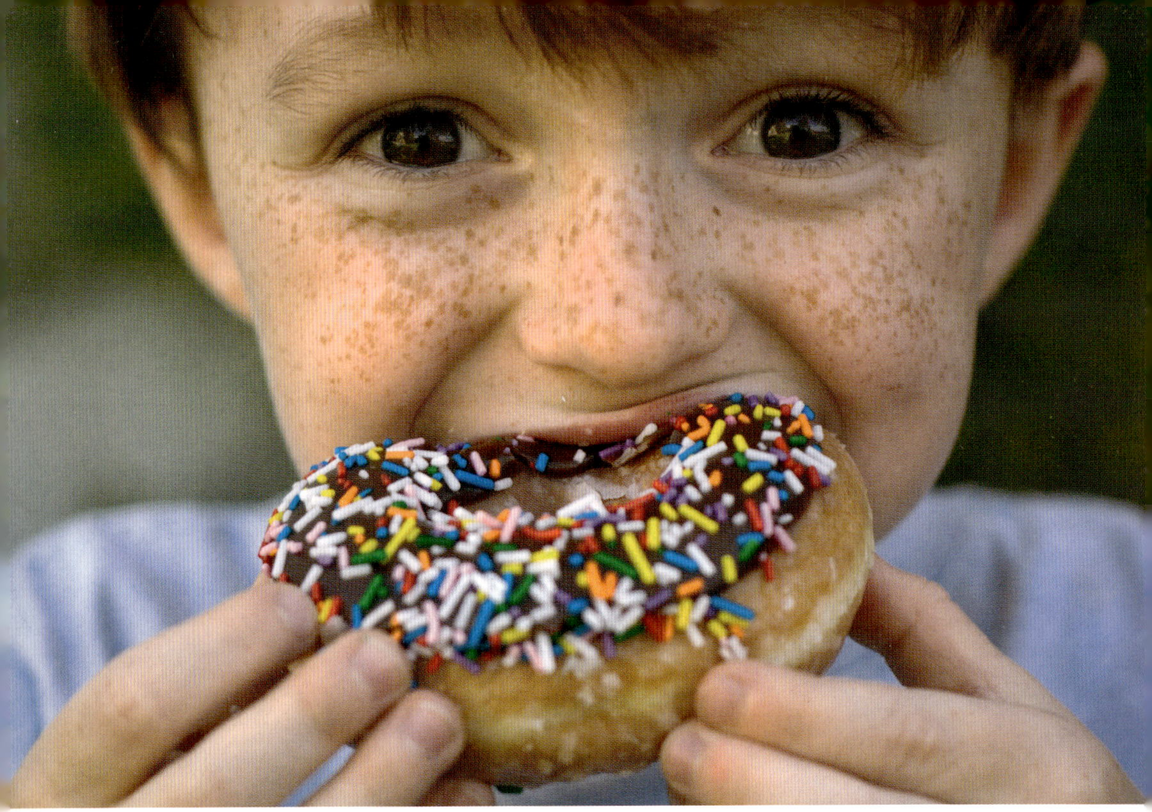

Menschen lieben den süßen Geschmack über alles

Die Vorliebe für Süßes ist dem Menschen angeboren: Diverse Studien zeigten schon bei Neugeborenen eine Präferenz für süß schmeckende Nahrungsmittel. Die Menschheit mischt schon seit vielen tausend Jahren süße Substanzen unter ihre Speisen. Der erste bekannte „Süßstoff" – damit sind nicht Zusatzstoffe, sondern süße Stoffe gemeint – war Honig, der vor allem in China und Griechenland verwendet wurde. Später wurde Honig durch Saccharose (Haushaltszucker; im Englischen als „Sucrose" bezeichnet) ersetzt, der früher hauptsächlich aus Zuckerrohr, das in südlichen Ländern angebaut wurde und wird, gewonnen wurde. Als Ursprung des Zuckerrohrs wird Indien, Neuguinea oder China vermutet.

Nach dem Zuckerrohr kam in Mitteleuropa die Zuckerrübe

Heute wird in Europa hauptsächlich die Zuckerrübe für die Zuckerherstellung verwendet. Damit wollte man von Importen aus den Kolonialländern unabhängig werden. Die Zuckerrübe wurde aus der Runkelrübe gezüchtet und hatte anfangs einen niedrigen Zuckergehalt. Durch gezielte Züchtung konnte dieser auf circa 17 % gesteigert werden. Die Zuckerrübe wächst in gemäßigten Gebieten und braucht im Sommer relativ viel Wasser. Die Überreste, die bei der Zuckerherstellung entstehen (zum Beispiel Hackschnitzel), werden als Tierfutter eingesetzt. Im Ersten und Zweiten Weltkrieg wurde Zucker zunehmend teurer und knapper, wodurch der erste künstliche Süßstoff auf den Markt gebracht wurde, der einige Jahre zuvor entdeckt worden war.

Vom Säugling bis zum Greis: Auf Süß gepolt

In der menschlichen Evolution haben sich neben Ernährungsnotwendigkeiten auch die Geschmackswahrnehmungen verändert. Der Mensch hat sich seiner Umgebung angepasst und seit einigen hundert Jahren passt er seinen Lebensraum zunehmend seinen Bedürfnissen an. Die Geschmackswahrnehmung soll den Menschen vor der Aufnahme von giftigen Produkten schützen und dazu anregen, ernährungsphysiologisch sinnvolle Lebensmittel oder Speisen, die einen Wohlgeschmack auslösen, zu verzehren. Schmecken hat immer auch etwas mit dem Riechen zu tun und der Eindruck, den wir von Lebensmitteln – Speisen und Getränken – gewinnen, ist zudem vom Mouthfeeling und einer Vielzahl anderer Faktoren abhängig. Auf der Zunge befinden sich die sogenannten Geschmacksrezeptoren, die auch als Geschmacksknospen bezeichnet werden, über die der Geschmack wahrgenommen wird. Aktuelle Untersuchungen zeigen, dass aber auch im Magen-Darm-Trakt Geschmacksrezeptoren vorhanden sind. Der Geschmack süß kommt in der Natur überaus reichlich vor. Die meisten Süßquellen sind Kohlenhydrate. Diese Nährstoffe stammen fast immer aus pflanzlichen Lebensmitteln, die für den Menschen mehr oder weniger leicht verfügbar sind. Das erste Mal erlebt ein Mensch den Geschmack süß mit der Muttermilch, die reich an Kohlenhydraten ist und sehr süß schmeckt. Dieser Geschmack löst beim Menschen ein positives Gefühl aus.

Der Geschmackssinn: Wie man „süß“ schmeckt

Schmecken ist ein komplizierter Prozess. Die Wahrnehmung des Geschmacks ist ein Zusammenspiel zwischen Geschmacks- und Geruchssinn. Wir schmecken in erster Linie mit dem Geruch. Das kann jeder feststellen, wenn er einen Schnupfen hat und das Essen einfach nicht mehr schmeckt. In erster Linie soll der Geschmack einen Hinweis geben, ob die Nahrung genießbar, ungenießbar oder gar giftig ist. Die Geschmacksempfindung selbst wird durch Wechselwirkungen zwischen den geschmacksauslösenden Substanzen und den Geschmacksrezeptoren ausgelöst. Diese Geschmacksrezeptoren befinden sich in den Geschmacksknospen, die wiederum in den sogenannten Papillen sitzen. Papillen besitzen unterschiedliche Formen (Pilz-, Wall- und Blattpapillen) und sind an unterschiedlichen Bereichen der Zunge angeordnet.

Es findet sich noch eine vierte Papillenform: die Fadenpapillen. Sie sind zwar am häufigsten anzutreffen, tragen aber keine Geschmacksknospen, sondern besitzen stattdessen verhornte Zellen, die die Zungenoberfläche rau machen. Außer in den Papillen der Zunge sind Geschmacksknospen auch am Gaumen und im Nasenrachenraum zu finden.

Die fünf Geschmacksrichtungen

Am besten funktioniert der Geschmackssinn im Kindesalter und nimmt mit der Zeit ab. Die Geschmacksrezeptoren selbst sind keine Nervenzellen, sondern modifizierte Epithelzellen. Epithelzellen sind jene Zellen, die alle Oberflächen des menschlichen Körpers bedecken – Haut, Darm, Speiseröhre, Mundhöhle usw. –, die eine Verbindung zu den Nervenfasern herstellen können.

Der Mensch kann fünf verschiedene Geschmacksqualitäten unterscheiden:

- Bitter
- Sauer
- Salzig
- Süß
- Umami

Scharf ist kein Geschmack, sondern ein Schmerzreiz. Der Begriff Umami ist bei uns noch nicht so geläufig. Diese Geschmackswahrnehmung wurde von den Japanern entdeckt und wird unter anderem durch bestimmte Aminosäuren

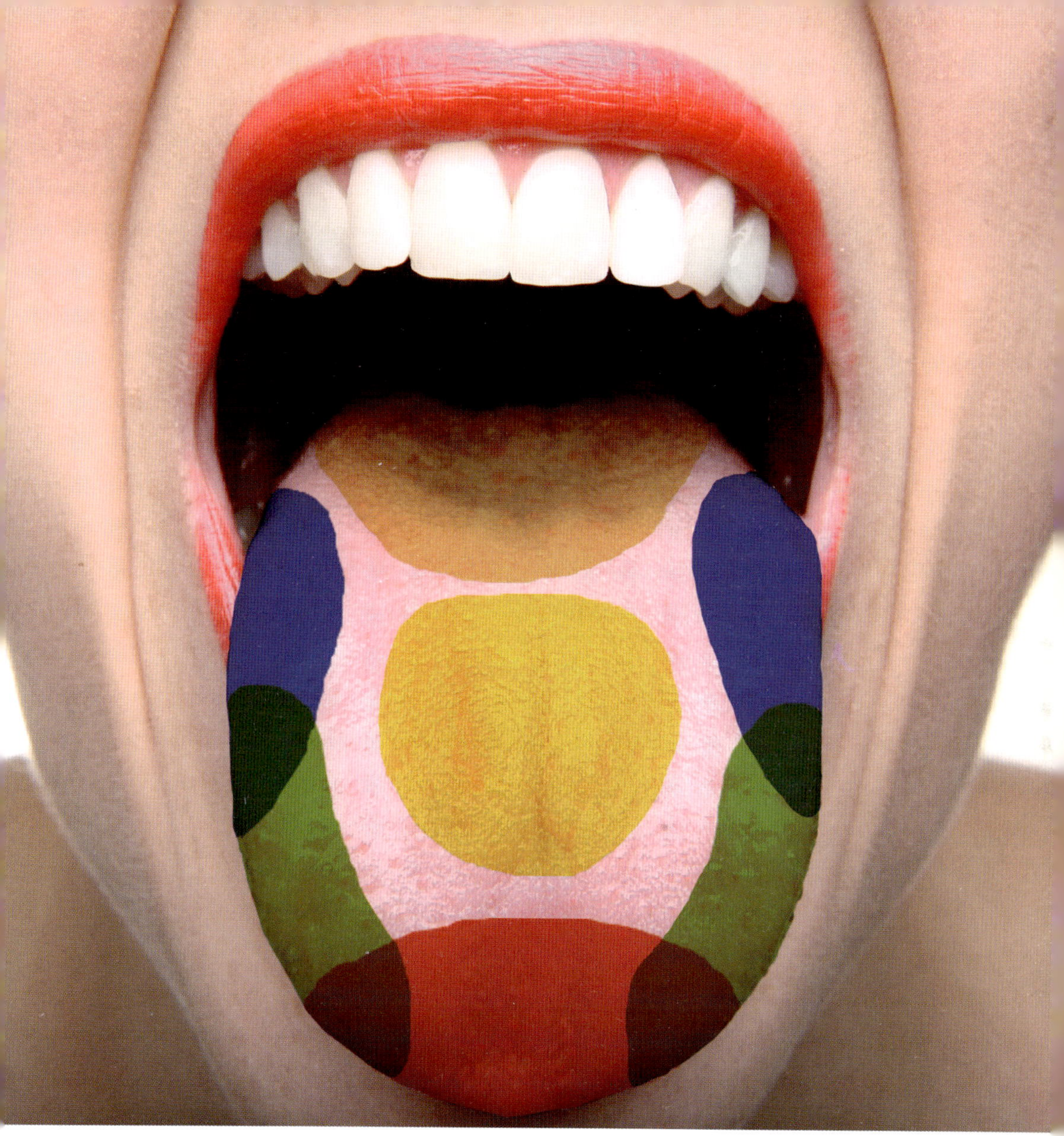

Bitter Sauer Salzig Süß Umami

(wie zum Beispiel Mononatrium-Glutamat = Geschmacksverstärker) ausgelöst. Umami beschreibt einen herzhaften, fleischigen, würzigen Geschmack.

Um süß oder andere Geschmacksqualitäten zu schmecken, muss die betreffende Substanz an den passenden Rezeptor binden, um einen Reiz auszulösen, der dann ins Gehirn weitertransportiert wird. Nicht nur Kohlenhydrate können an die Rezeptoren, die für das Süß-Schmecken zuständig sind, binden. Andere Substanzgruppen wie Dipeptide (Aspartam, Alitam), Proteine (Brazzein,

Monellin, Thaumatin) und noch viele weitere Verbindungen (Saccharin, Cyclamat) gehören zwar nicht zu den Kohlenhydraten, können aber trotzdem einen süßen Geschmack auslösen. Eine kleine interessante Information am Rande: Katzen können Süßes nicht schmecken, da ihnen dafür ein Rezeptor fehlt.

Die Welt der Kohlenhydrate ist oft süß

Kohlenhydrate sind einfach aufgebaute Moleküle. Sie bestehen aus Kohlenstoffatomen (C), Wasserstoffatomen (H) und Sauerstoffatomen (O). Kompliziertere Verbindungen besitzen auch noch andere Atome im Molekül. Mengenmäßig stellen die Kohlenhydrate den größten Anteil der auf der Erde vorkommenden organischen Substanzen dar. Sie sind vorwiegend pflanzlichen Ursprungs und bilden einen Hauptbestandteil der Nahrung vieler Tiere und des Menschen. Sie sind aber nicht nur Nahrungs- und Reservestoff, sondern erfüllen mancherlei spezifische Funktionen: Kohlenhydrate sind Bestandteile der Nukleinsäuren, sie dienen als Stütz- und Gerüstsubstanzen (Cellulose, Glykosaminoglykane) und sie bilden Bestandteile von Zellmembranen.

Man unterscheidet die Kohlenhydrate unter anderem durch die Anzahl der Kohlenstoffatome (zum Beispiel: Triosen = 3 Kohlenstoffatome, Pentosen = 5 Kohlenstoffatome usw.) Die Moleküle liegen nicht gestreckt vor, sondern bilden einen Ring. Diese Moleküle können entweder ungebunden bleiben (Monosaccharid) oder sich miteinander verbinden (Di-, Tri-, Oligo-, Polysaccharid).

Stärke ist ebenfalls ein Kohlenhydrat und die Speicherform von Glukose in Pflanzen. Aufgrund der vielen Glukosemoleküle, die aneinandergehängt sind, bezeichnet man Glukose auch als ein Polysaccharid (was auf Deutsch so viel heißt wie Mehrfach- oder Vielfachzucker). Die Saccharose gehört zu den Disacchariden (Zweifachzucker), die in vielen Formen am Markt angeboten werden (Rübenzucker, Rohrzucker, Malzzucker etc.).

Die Verdauung des in der Nahrung dominierenden Kohlenhydrats, der Stärke, beginnt mit Hilfe eines **Enzyms** im Mund, wobei es in kleinere Moleküle zerlegt wird, um im Darm schließlich als Glukose vorzuliegen. Glukose (auch Traubenzucker genannt) braucht nicht mehr weiter verdaut zu werden, sie liegt schon in der für den Körper verwertbaren Form vor und kann daher direkt verwertet werden, ohne dass zuvor Abbauvorgänge stattfinden müssen. Die Aufnahme in den Blutkreislauf kann daher bereits über die Mundschleimhäute erfolgen. Sie wird dann entweder in den Zellen „verbrannt", um Energie zu gewinnen oder in der Leber gespeichert (als Glykogen, der Speicherform von Glukose). Auch die Saccharose muss, wie die Stärke, zunächst in ihre Bestandteile zerlegt werden (durch ein spezielles Enzym, die Saccharase). Die freigesetzte Glukose gelangt, wie bereits oben erwähnt, über einen aktiven Transport in der Darmschleimhaut in die Blutgefäße. Die freigesetzte Fruktose (Fruchtzucker) benötigt für den Übergang in den Blutkreislauf einen Transportkanal, der sie passiv durch die Darmwand schleust. Die Aufnahme benötigt daher etwas mehr Zeit als für Glukose, was dazu führt, dass nie die gesamte **Fruktose** aufgenommen wird, was bei hohen Mengen Blähungen verursachen kann.

Laktose (Milchzucker) ist ein Disaccharid (Zweifachzucker) aus Galaktose und Glukose und muss durch das Enzym Laktase gespalten werden. Galaktose und Glukose werden dann über einen aktiven Transport in die Blutbahn aufgenommen. Wenn die Funktion der Darmschleimhaut aus genetischen oder pathologischen Gründen gestört ist, zeigen die Betroffenen gegenüber Nahrungszuckern eine deutliche Intoleranz. Es kommt zu Durchfall und dadurch zu großen Wasser- und Elektrolytverlusten. Die häufigsten und bekanntesten Störungen sind die **Laktoseintoleranz** (Milchzuckerunverträglichkeit) und die **Fruktosemalabsorption** (schlechte Aufnahme von Fruchtzucker).

Teufel Fruchtzucker

Die Fruktosemalabsorption ist eine Stoffwechselstörung, bei der Fruktose (Fruchtzucker) vom Körper nicht in ausreichenden Mengen resorbiert werden kann. Diese Stoffwechselstörung wird auch „intestinale Fruktoseintoleranz" (Fruktoseunverträglichkeit) genannt und darf nicht verwechselt werden mit der „erblichen (hereditären) Fruktoseintoleranz". Nach bisher vorliegenden Forschungsergebnissen ist davon auszugehen, dass bei einem Drittel der Bevölkerung eine Fruktosemalabsorption in mehr oder weniger starker Ausprägung besteht. Sven-David Müller befragt Privatdozent Dr. med. Hans-Joachim Thon, Chefarzt der Abteilung für Innere Medizin im St.-Josef-Hospital Bonn, im Experteninterview. Dr. Thon informiert über die Ursachen und Symptome von Fruktosemalabsorption und erklärt, mit welchen Mitteln und Therapien Betroffene entgegenwirken können.

Sven-David Müller: *Was ist Fruktose beziehungsweise Fruchtzucker genau?*

Dr. Hans-Joachim Thon: Fruktose ist ein Einfachzucker. Er kommt in den meisten Obst- und Gemüsesorten sowie in Honig vor. Fruktose hat eine deutlich höhere Süßkraft als Haushaltszucker. Aus diesem Grund wird Fruktose in Lebensmitteln zum Kaloriensparen verwendet. Fruktose beeinflusst zudem den Zuckerstoffwechsel weniger stark als Haushaltszucker. Deswegen findet man Fruktose als Süßungsmittel in vielen für Diabetiker geeigneten Lebensmitteln.

Sven-David Müller: *Was versteht man unter dem Begriff Fruktosemalabsorption (FMA)?*

Dr. Hans-Joachim Thon: Der Begriff Malabsorption bezeichnet eine Störung der Nährstoffaufnahme im Dünndarm und des Weitertransports der Nährstoffe vom Darm in die Blut- und Lymphbahnen. Fruktose wird bei Genuss von üblichen Mengen normalerweise im Dünndarm so gut wie komplett aufgenommen.
Das Transportprotein GLUT-5 schleust dabei die Fruktose durch die Wand des Dünndarms zum Weitertransport in die Blutbahn. Bei einer Fruktosemalabsorption wird Fruktose nur in begrenzter Menge vom Dünndarm aufgenommen.
Die nicht absorbierte Fruktose wird weiter in den Dickdarm transportiert und dort durch Bakterien vergoren. Dadurch entstehen Gase und Abbauprodukte, die den Darm reizen und Symptome wie Bauchschmerzen, Blähungen und auch Durchfälle auslösen können.

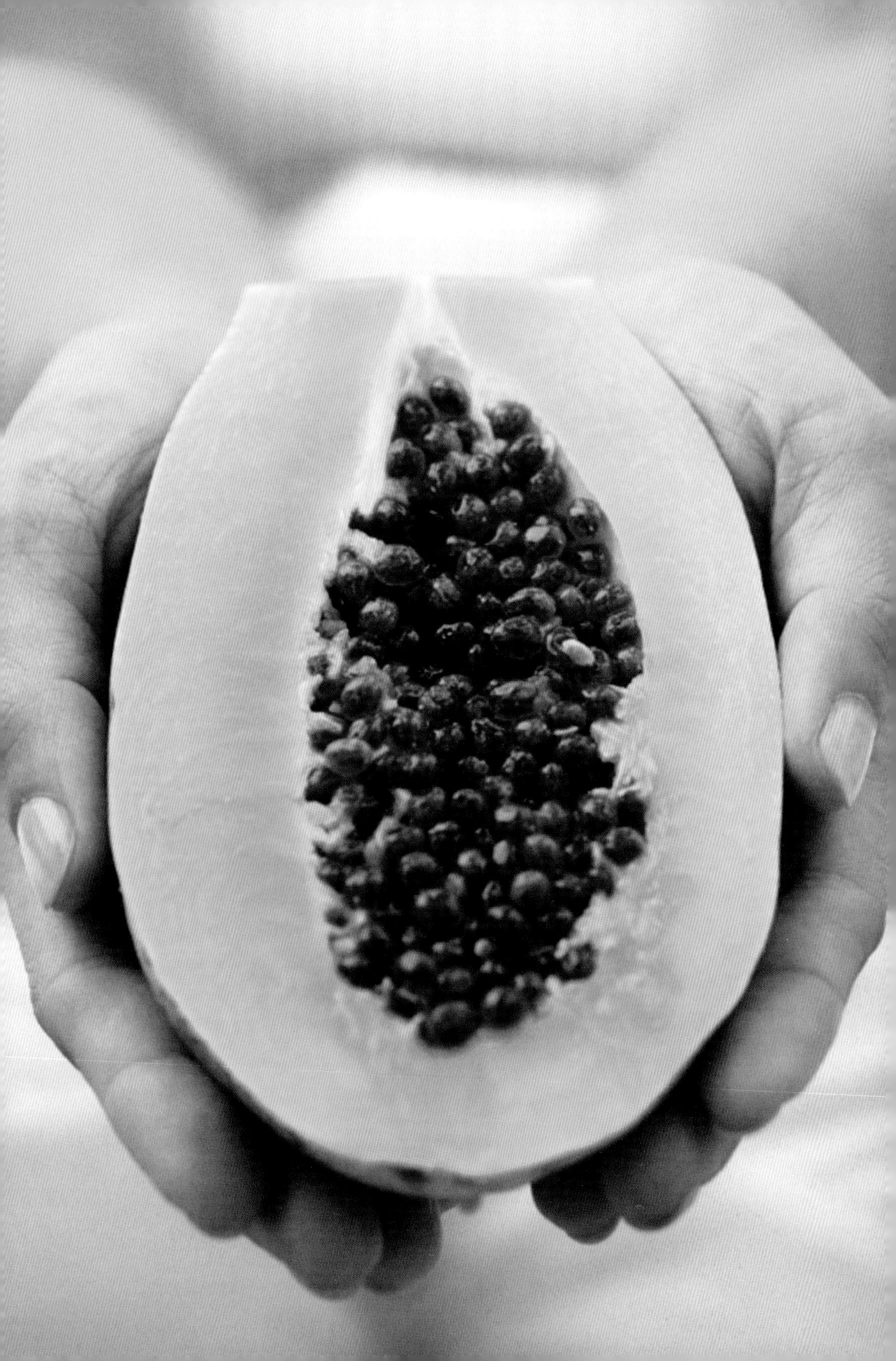

Sven-David Müller: *Wie unterscheidet sich eine Fruktosemalabsorption von einer hereditären Fruktoseintoleranz, also von einer erblichen Fruktoseintoleranz?*

Dr. Hans-Joachim Thon: Fruktosemalabsorption ist eine Verdauungsstörung. Bei der erblichen Fruktoseintoleranz besteht ein angeborener Mangel des Enzyms Aldolase-B. Dadurch ist der Abbau der aufgenommenen Fruktose in der Leber gestört. Es kommt zur Anhäufung von giftigen Stoffwechselprodukten, die zu einer schweren Schädigung der Leber, der Nieren und zur Unterzuckerung führt. Diese seltene Erkrankung, die nichts mit der Fruktosemalabsorption zu tun hat, zeigt sich bereits im frühen Kindesalter.

Sven-David Müller: *Was führt zu einer Fruktosemalabsorption (FMA)?*

Dr. Hans-Joachim Thon: Eine FMA kann verschiedene Ursachen haben. So kann die zugeführte Fruktosemenge in der Nahrung die Kapazität des Transportproteins GLUT-5 übersteigen oder das Transportprotein wird durch andere Nährstoffe blockiert. Es kann aber auch ein Mangel an dem Transportprotein GLUT-5 im Dünndarm vorliegen.

Sven-David Müller: *Wie kann man eine FMA diagnostizieren?*

Dr. Hans-Joachim Thon: Der H2-Atemtest mit Fruktose gilt als sogenannter Goldstandard für die Diagnosestellung einer FMA. Der Test ist einfach durchzuführen und für den Betroffenen wenig belastend.

Sven-David Müller: *Ist die Fruktosemalabsorption eine Krankheit?*

Dr. Hans-Joachim Thon: Nein, weil die Toleranz für Fruktose auch bei Gesunden sehr unterschiedlich ist. Untersuchungen, bei denen gesunde Probanden mit unterschiedlichen Fruktosemengen belastet wurden, zeigen eine Verträglichkeitsspanne von 5 bis über 50 Gramm. Bei circa 50 % findet sich bei einer Belastung mit 25 Gramm Fruktose eine FMA. So viel Fruchtzucker ist in 250 Milliliter Apfelsaft enthalten.

Sven-David Müller: *Gilt die Fruktosemalabsorption dann als Nahrungsmittelunverträglichkeit?*

Dr. Hans-Joachim Thon: Ja. Fruktose ist in vielen Früchten, in Honig sowie in einer zunehmenden Zahl von industriell gefertigten Nahrungsmitteln enthalten. Die Nahrungsmittelindustrie verwendet heute gerne Fruktose als süßendes Kohlenhydrat in vielen Produkten wie Müsliriegeln, Eiscreme, Soft-Getränken sowie in Light-Produkten und Nahrungsmitteln für Diabetiker. Auch in Babynahrung wird Kristallzucker bevorzugt durch Fruktose als Süßungsmittel ersetzt. Wenn Betroffene nach Einnahme solcher fruktosehaltiger Nahrungsmittel über Bauchprobleme klagen und zudem andere Ursachen ausgeschlossen sind, muss man von einer Unverträglichkeit ausgehen.

Sven-David Müller: *Welche Heilungschancen gibt es bei der Fruktosemalabsorption?*

Dr. Hans-Joachim Thon: Im Prinzip keine, da es sich ja nicht um eine Erkrankung im klassischen Sinne handelt. Therapie der ersten Wahl ist die Umstellung auf eine fruktosereduzierte Ernährung. Wegen der komplexen Faktoren, die bei einer solchen Umstellung zu berücksichtigen sind, sollte diese sinnvollerweise von Ernährungsspezialisten wie Diätassistenten oder Ökotrophologen begleitet werden.

Sven-David Müller: *Hat die Fruktosemalabsorption heute die gleiche medizinische Bedeutung wie die Intoleranz gegen Laktose, also Milchzucker, und gegen Sorbit?*

Dr. Hans-Joachim Thon: Generell ja. Leider ist das Wissen über das Problem der Fruktosemalabsorption sowohl bei Ärzten als auch in der Bevölkerung heutzutage noch gering, sodass es an Problembewusstsein fehlt. Fruchtzucker gilt immer noch nahezu unwidersprochen als der sogenannte gesunde Zucker, unter anderem da er aus Früchten hergestellt wird. In Deutschland finden wir bei 15 bis 20 % der Bevölkerung eine Laktoseintoleranz. Eine Laktoseintoleranz ist relativ leicht festzustellen, unter anderem weil dieses Problem nicht nur im

Wissen der Ärzte, sondern auch im Bewusstsein der Bevölkerung inzwischen recht gut verankert ist. Sorbit kann, in größeren Mengen zugeführt, ebenfalls zu Bauchproblemen führen. Sorbit hemmt zudem im Dünndarm die Resorption von Fruktose und kann somit das Problem einer Fruktosemalabsorption verstärken. Sorbit findet sich nicht nur in Obst wie Äpfeln und Birnen, sondern auch als bevorzugtes Süßungsmittel in Kaugummi, zuckerfreien Bonbons und als Zusatz in vielen diätetischen Lebensmitteln.

Sven-David Müller: *Welche gesundheitlichen Probleme kann die Aufnahme zu großer Mengen an Fruktose noch auslösen?*

Dr. Hans-Joachim Thon: Der Konsum von Fruktose hat insbesondere in den USA in den vergangenen 30 Jahren um das 100-Fache zugenommen, zumeist in Form von industriell gefertigten Nahrungsmitteln, Softdrinks, Fastfood, Wellfood, Lightfood und so weiter. Dieser hohe Konsum kann auf Dauer zu weiteren gesundheitlichen Problemen wie Übergewichtigkeit, Neigung zur Entwicklung von Gicht und Auftreten einer Fettstoffwechselstörung führen. Auch bei uns in Deutschland nimmt der Fruktosekonsum durch die Veränderung in den Ernährungsgewohnheiten ständig zu.

Was versteht man unter Kalorien?

Kohlenhydrate sind Energieträger. Aber wie wird die Energie eigentlich gemessen? Die Kalorie ist ein Messwert, um den Energiegehalt von Lebensmitteln anzugeben. Eigentlich müsste der Energiegehalt bzw. Brennwert in Form von Joule angegeben werden. Aber viele Menschen benutzen den Begriff Kalorien, weil er sich eingebürgert hat. Richtig ist die Bezeichnung Kilokalorien (kcal). Das ist jene (chemische) Energie, die bei vollständiger Verbrennung eines Energieträgers (in diesem Fall: Kohlenhydrate, Fette, Proteine, Alkohol) unter Zufuhr von Sauerstoff gebildet wird. Diese Energie dient dem Wachstum, der Erneuerung und Neubildung von körpereigener Substanz (Gewebe und Organe) und der Versorgung mit Energie für mechanische Arbeiten. Eine vollständige Umwandlung von chemischer Energie in mechanische Energie ist nicht möglich, daher geht der größte Teil der Energie als Wärme verloren.

Obwohl „Kalorie" eine alte Bezeichnung ist, wird sie immer noch gerne in der Lebensmittelindustrie als Brennwertangabe für Lebensmittel verwendet. Die neuere und eigentlich korrekte Einheit ist das Joule (J). Man kann Kalorien leicht in Joule umrechnen: 1 kcal = 4,186 kJ (Kilojoule).

Was heißt hier süß?
Die Messung der Süßkraft

Die Süßkraft ist eine dimensionslose Größe. Die Messung ist problematisch, da es keine Geräte zur Messung der Süße gibt. Stattdessen stellt man eine 10%ige Lösung der zu messenden Substanz her und lässt Versuchspersonen (Probanden) diese Lösung schmecken. Danach wird die Lösung verdünnt und wieder verkostet, dann wieder verdünnt und so weiter, bis die Probanden keine Süße mehr schmecken können. Auf diesem Weg wird dann die Süßkraft abgeschätzt und kann mit anderen Süßstoffen verglichen werden, wobei eine 10%ige Lösung von Saccharose als Ausgangswert genommen und auf eins gesetzt wird.

Da die Geschmacksempfindung bei keinem Menschen gleich ist und die Methoden der Messung auch nicht einheitlich sind, führen diese Tests zu rein subjektiven Ergebnissen und derselbe Süßstoff erhält bei anderen Probanden oder einer anderen Messmethode eine komplett andere Bewertung.

Süßkraft von Mono- und Disacchariden bezogen auf Saccharose (= 1):

Saccharid	Süßkraft
Saccharose	1
Fruktose	1,5
Glukose	0,60
Laktulose	0,55
Galaktose	0,5
Trehalose	0,45
Mannose	0,4
Maltose	0,35
Laktose	0,3

Vergleich mit Süßstoffen	Süßkraft
Cyclamat	30–50
Aspartam	200
Acesulfam-K	130–200
Saccharin	300–500
Neohesperidin DC	400–600
Thaumatin	2.000–3.000

Quellen: www.gesundheit.de/ernaehrung/lebensmittel/suessstoffe-a-die-kalorienfreie-alternative
www.intense-sweeteners.de/palatinit/intense-sweeteners.nsf/name/Acesulfam_K-DE

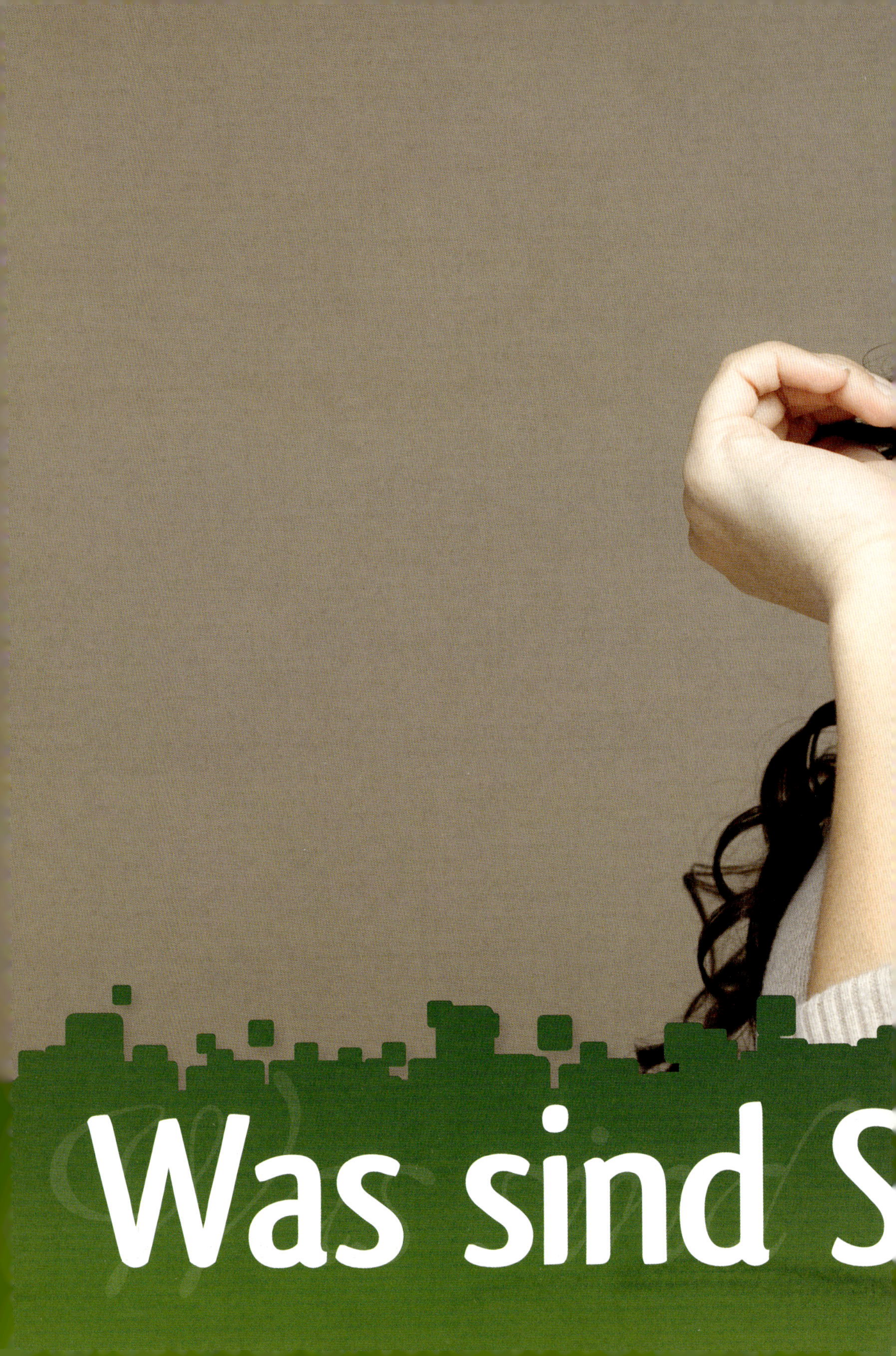
Was sind S

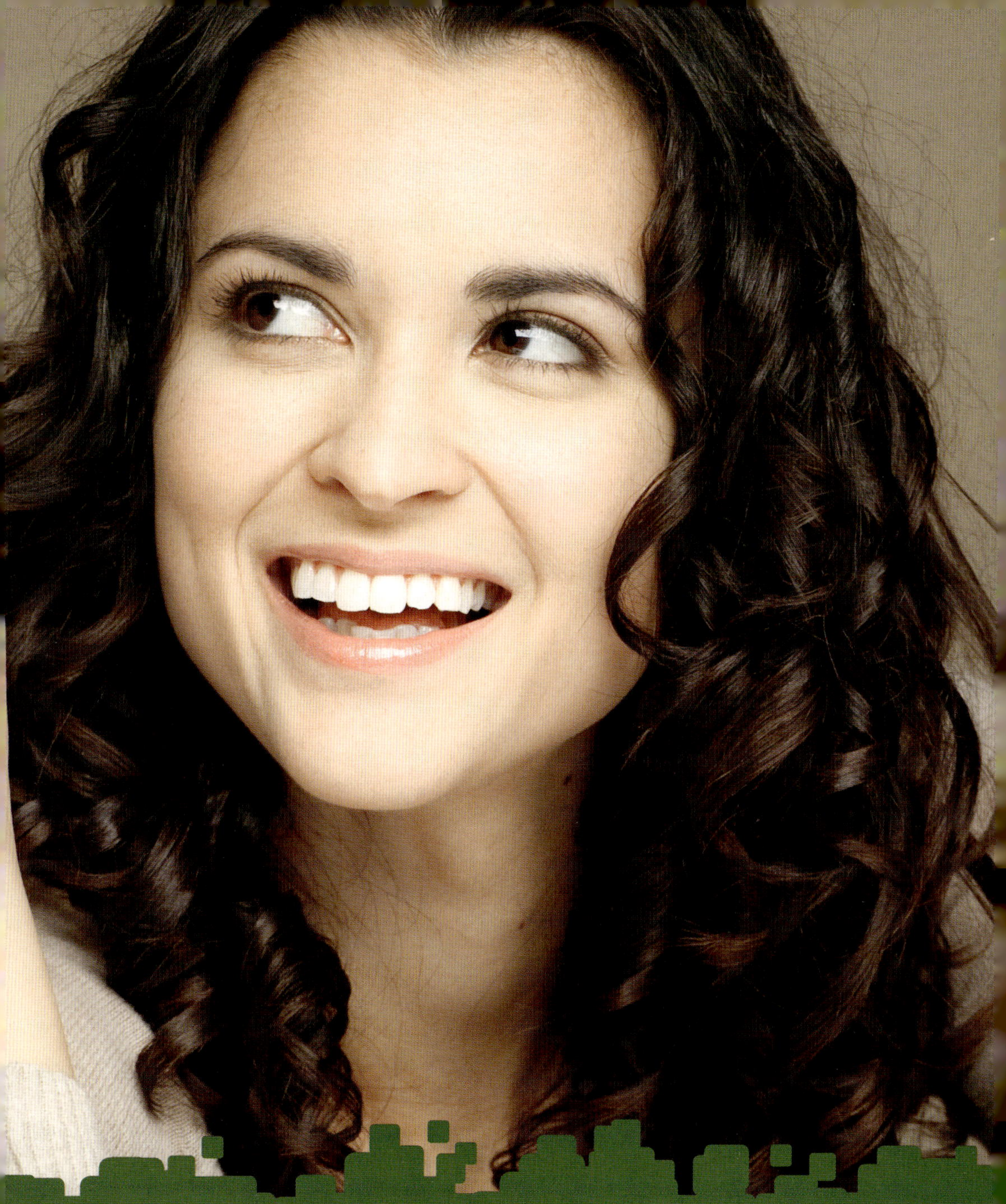

üßstoffe?

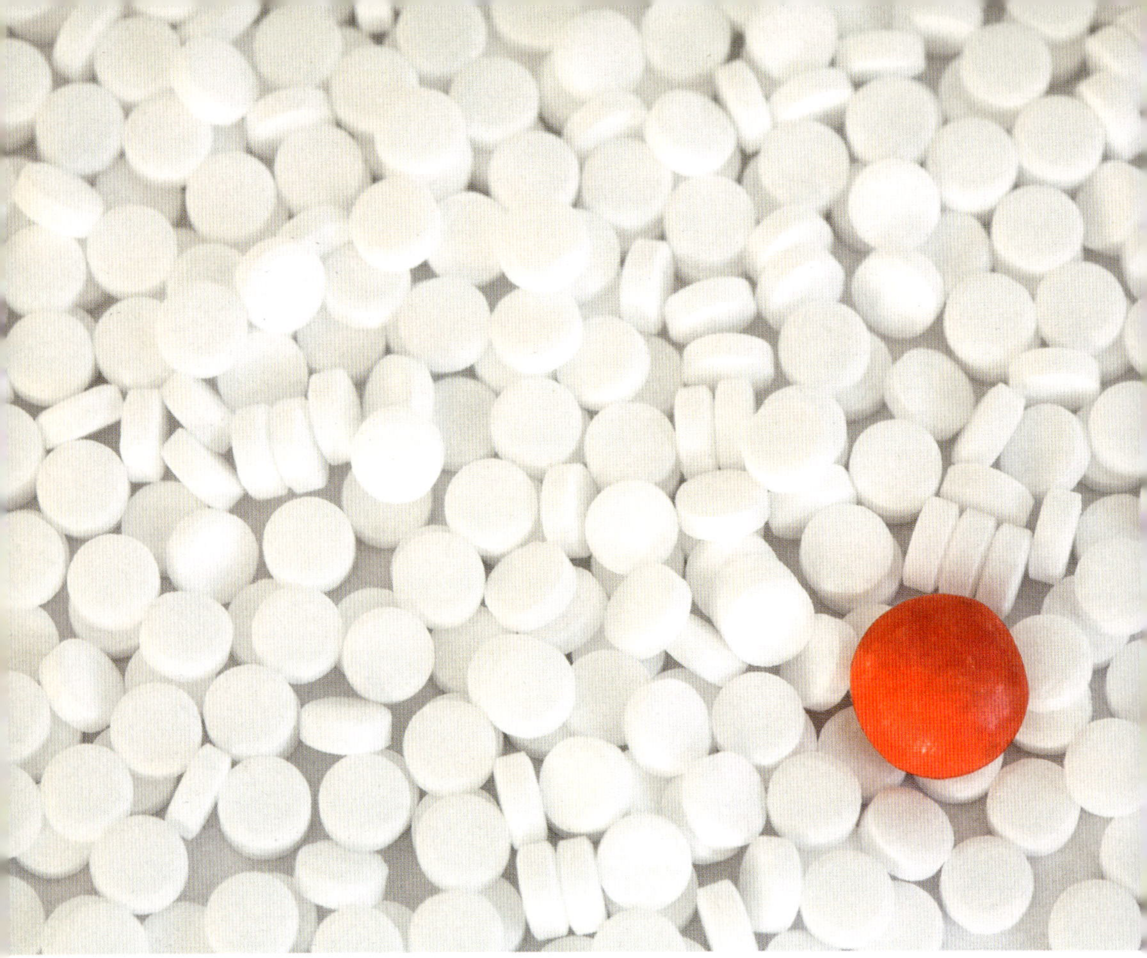

Süßstoffe als Ersatz für Zucker

Der Ersatz von Zucker durch Süßungsmittel hat in erster Linie den Zweck, Diabetikern und übergewichtigen Menschen das Leben zu erleichtern. Diabetiker sollten so weit wie möglich Zucker meiden und davon nicht mehr als 50 Gramm pro Tag konsumieren. Man muss bedenken, dass diese erlaubte Zuckermenge sehr rasch erreicht wird, da auch Obst, Fruchtsäfte oder einige Fertigprodukte Zucker in jeglicher Form enthalten. Als Getränke bleiben daher eigentlich nur noch ungesüßter Tee, Wasser oder Mineralwasser über. Das ist nicht gerade einfach, wenn man immer gerne Süßes gegessen und getrunken hat – wie bereits erwähnt, ist der Mensch von Geburt an süß geprägt – und erfährt, dass man sich nun sehr stark einschränken muss. Mithilfe von Süßstoff können Diabetiker gesüßten Tee, Kaffee und Limonade trinken oder auch mal Süßspeisen essen, ohne ihren Zuckerhaushalt zu sehr durcheinanderzubringen.

Menschen mit Übergewicht sollten generell ihren Kalorienkonsum etwas einschränken. Dazu ist es notwendig, die Menge an Fett und an leicht verfügbaren Kohlenhydraten (Zucker) zu reduzieren. Mit Süßstoffen kann der Zuckerkonsum extrem reduziert werden – vor allem gezuckerte Limonaden bedeuten eine enorme Menge an aufgenommenen Kalorien. Oft bewirken hier schon mit Süßstoff gesüßte Limonaden erste Gewichtsverluste und motivieren zum Weitermachen, da die Umstellung auch nicht so schwerfällt.

Süßstoffe sind billig

Das 1878/79 von Ira Remsen und Constantin Fahlberg zufällig entdeckte Saccharin war im Gegensatz zu Zucker billiger zu produzieren. Nach den Weltkriegen wurde Zucker wieder billiger, war leichter erhältlich und verdrängte Saccharin kurzfristig vom Markt. Grundsätzlich sind Süßstoffe im Vergleich zu Zucker auch heute noch extrem preiswert. Das ist ein Grund, warum die Lebensmittelindustrie gerne Süßstoffe einsetzt.

Mit zunehmendem Wohlstand und der wachsenden Süßwaren- und Fastfood-Industrie nahmen allerdings auch die **typischen Krankheiten** einer Wohlstandsgesellschaft, wie Übergewicht und Adipositas, Diabetes mellitus Typ 2, Bluthochdruck etc., zu. So wurde Saccharin wieder populär, diesmal nicht aus Kostengründen, sondern aus Gründen der Kalorienreduktion. Süßstoffe dienen nun als synthetisch hergestellte oder natürliche Ersatzstoffe für Zucker in gesüßten Lebensmitteln und Getränken. Von Jahr zu Jahr nimmt der Süßstoff-Anteil bei gesüßten Lebensmitteln zu. Immer mehr Menschen weltweit verwenden Süßstoff und es werden immer mehr Süßstoffe entwickelt und auch zugelassen.

Zwei Generationen von Süßstoffen

Saccharin, Cyclamat und Aspartam werden als die „Süßstoffe der ersten Generation" bezeichnet. Diesen folgten bald die „Süßstoffe der zweiten Generation", zu diesen gehören Substanzen wie Acesulfam-K, Sucralose, Alitam und Neotam. Die „neue Generation" hatte aber dieselben Nachteile wie die Süßstoffe der „alten Generation": Der **Geschmack** war oft mit einem bitteren oder metallenen Nachgeschmack verbunden und entsprach nicht dem „vollmundigen" Geschmack des Zuckers.

Grundsätzlich darf nicht übersehen werden, dass nur Zucker zuckersüß schmeckt. Bisher ist es nicht gelungen, einen zuckersüßen Geschmack künstlich zu erzeugen. Aber durch eine **Kombination von mehreren Süßstoffen** konnte man den bitteren Geschmack verhindern und insgesamt die Geschmacksqualität der Substanzen verbessern. In Limonaden wird von der Getränke-Industrie beispielsweise gerne eine Kombination von Acesulfam-K und Aspartam mit anderen Süßstoffen verwendet.

Die Zuckerersatzstoffe werden heute nicht nur Softdrinks und bestimmten Lebensmitteln zugesetzt, sondern können auch in **Pulver-** und **Tablettenform** sowie in **flüssiger Form** gekauft werden. Tabletten-Produkte sind ideal für Heißgetränke. Aber es darf nicht vergessen werden, dass Süßstofftabletten oft **Laktose** enthalten, die nicht von allen Menschen gut vertragen wird. Flüssigsüßstoff ist laktosefrei und besonders gut zu dosieren. Süßstoffe in Pulverform benötigen eine Trägersubstanz, um eine optimale Streufähigkeit zu erreichen. Dafür wird in der Regel Maltodextrin verwendet, das den Blutzuckerspiegel rasch anhebt. Aber durch die geringe Dosierung von Streusüße ist das nicht relevant. Selbstverständlich dürfen Diabetiker und Übergewichtige mit Streusüße süßen.

Süßstoffe sind Lebensmittelzusatzstoffe

Süßstoffe sind Zusatzstoffe und diese unterliegen der Süßungsmittelrichtlinie der Europäischen Union. Bei Lebensmittelzusatzstoffen ist die Aufnahme durch den ADI-Wert geregelt. Die Abkürzung ADI steht für „Accetable Daily Intake". Dieser Wert gibt an, wie viel des Zusatzstoffes der Mensch jeden Tag gefahrlos aufnehmen kann. Der Süßstoff Thaumatin wird als völlig unbedenklich eingestuft und trägt die ADI-Bewertung „Keine Beschränkung". Eine Überschreitung der ADI-Werte ist bei normaler Ernährungsweise dauerhaft praktisch nicht möglich.

In der Europäischen Union sind momentan neun Süßstoffe zugelassen (Stand: Juni 2010):

- Acesulfam-K (E 950), 130- bis 200-mal süßer als Zucker, entdeckt von Karl Clauß (1967)
- Aspartam (E 951), 200-mal süßer als Zucker, entdeckt von James M. Schlatter (1965)
- Aspartam-Acesulfam-Salz (E 962), 350-mal süßer als Zucker
- Cyclamat (E 952), 30- bis 50-mal süßer als Zucker
- Saccharin (E 954), 300- bis 500-mal süßer als Zucker, entdeckt von Ira Remsen und Constantin Fahlberg (1878)
- Sucralose (E 955), 600-mal süßer als Zucker, entdeckt von Shashikant Phadnis (1975)
- Thaumatin (E 957), 2.000- bis 3.000-mal süßer als Zucker, Erstbeschreibung 1855
- Neohesperidin-Dihydrochalcon (E 959), 400- bis 600-mal süßer als Zucker, entdeckt von Horowitz und Gentili (1963)
- Neotam (E 961), 10.000- bis 13.000-mal süßer als Zucker

Die Sicherheitsstandards für Süßstoffe

Für Süßstoffe, die als Zusatzstoffe gelten, gibt es Sicherheitsstandards, die angeben, welche Menge täglich von dieser Substanz konsumiert werden kann. Verantwortlich dafür sind zum Beispiel die „Food and Drug Administration" (FDA) in den USA, das „Joint FAO/WHO Expert Committee on Food Additives" (JECFA), die „Food and Agriculture Organization" (FAO) und die „European Food Safety Authority" (EFSA), die den Wert **„Acceptable Daily Intake"** (ADI) eingeführt haben.

Nahrungsmittel, die Süßungsmittel enthalten, werden oft mit „Low Calorie" (wenige Kalorien), „Kalorienreduziert", „Zuckerfrei", „Zuckerreduziert", „Lite" oder „Light", „Mit Süßungsmitteln gesüßt" usw. bezeichnet.

Zulassungsverfahren für Zusatzstoffe

Vor der Zulassung eines Zusatzstoffes müssen seine substanzspezifischen Effekte sowie eventuell vorhandene Dosis-Wirkungs-Beziehungen aufgedeckt und Schwellendosen anhand von Stichproben biologischer Testsysteme (Tiere, Mikroorganismen oder Zellkulturen) ermittelt werden. Damit ist gemeint, dass jeder Süßstoff vor der Zulassung für den Markt auf Herz und Nieren überprüft werden muss. Dazu gehören beispielsweise **toxikologische Untersuchungen**, bei denen geprüft wird, ob eine vergiftende Wirkung auf den Organismus zu erwarten ist. Das wird mit dem LD50-Wert angegeben und führt jene Dosis (also Menge) an, bei der 50 % der Versuchsstiere nach Exposition (zum Beispiel Verzehr) sterben. Angegeben wird die Dosis in mg/kg Körpergewicht.

Dann wird überprüft, wie die Substanz im Körper **umgewandelt** und **verwertet** wird. Beispielsweise wird Aspartam in seine Bestandteile zerlegt und im Körper abgebaut und ausgeschieden. Auch pharmakologische Wirkungen (die Substanz kann mit dem menschlichen Körper in Wechselwirkung treten, zum Beispiel an Zellrezeptoren binden und eine Reaktion auslösen), Genotoxizität (erbgutschädigende Wirkung), Reproduktions- und Fertilitätstoxizität (schädigende Wirkung auf die Fortpflanzungsorgane mit möglicher Unfruchtbarkeit) und Teratogenität (Schädigung des Fötus) müssen untersucht werden. Da die Zusatzstoffwirkung und die dabei vielleicht auftretende Giftigkeit nicht nur von der Mengenkonzentration abhängen, sondern auch von der Dauer der Einwirkung, erfolgt auch eine Prüfung auf chronische Toxizität, also eine schädigende Wirkung, die erst auftritt, wenn die Substanz **über längere Zeit** (lebenslang) eingenommen wird. Überprüft wird das beispielsweise an Ratten, die die zu testende Substanz zwei Jahre lang täglich verabreicht bekommen.

Die ermittelte Substanzmenge, die ohne Schädigung ein Leben lang konsumiert werden kann, wird durch das Körpergewicht der Tiere dividiert und in mg/kg Körpergewicht angegeben und als „No Observed Effect Level" (NOEL) bezeichnet (Wert ohne beobachtete Wirkung). Ausgehend von NOEL wird der **ADI-Wert** in mg/kg Körpergewicht ermittelt.

Was versteht man unter dem ADI-Wert?

Die lebensmittelrechtliche Zulassung der Süßstoffe ist weltweit mit der Vergabe eines **ADI-Wertes** („Acceptable Daily Intake"; duldbare tägliche Aufnahmemenge) verbunden. Der ADI-Wert ist jeweils auf das Kilogramm Körpergewicht bezogen. Der ADI-Wert stellt die maximale Menge eines Lebensmittel-Zusatzstoffes dar, die **lebenslänglich täglich ohne Bedenken** – also ohne jedes Gesundheitsrisiko – aufgenommen werden kann.

Zur Umrechnung von NOEL zum ADI-Wert wird ersterer durch einen Sicherheitsfaktor 100 dividiert (der ADI entspricht also 1 % des NOEL). Dieser Sicherheitsfaktor setzt sich aus den Risiken der Übertragung von Tierversuchsergebnissen auf den Menschen und einem zweiten Faktor 10 für Risikogruppen (Kinder, ältere Menschen, Kranke, Schwangere, Stillende) sowie der Variationen des persönlichen Verzehrverhaltens zusammen.

Auch viele nationale Behörden und internationale Gremien haben dieses Konzept nach Prüfung von Alternativen für das Festlegen von Höchstmengen übernommen. Zugelassene Süßstoffe sind für den Menschen **praktisch ungefährlich**. Kommt es nach der Zulassung zu neuen Erkenntnissen, wird der ADI-Wert **verändert**, die Unbedenklichkeit festgestellt oder der Süßstoff verboten. Grundsätzlich gibt es keine zugelassenen Süßstoffe, die gefährlich oder auch nur bedenklich sind.

Es ist schon aus geschmacklichen Gründen **praktisch unmöglich**, den ADI-Wert zu überschreiten oder auch nur zu erreichen. Eine Studie beweist eindeutig, dass praktisch niemand den ADI-Wert auch nur an einzelnen Tagen überschreitet, was grundsätzlich sogar unbedenklich wäre. Nur 0,007 % der Befragten dieser Studie überschreiten den ADI-Wert leicht. An der Studie, die in der Zeitschrift für Ernährungswissenschaft im Jahr 1992 publiziert wurde, haben 2.291 Testpersonen teilgenommen. Bei den Süßstoffen Aspartam und Saccharin erreichte niemand den ADI-Wert.

In der weltweiten Literatur gibt es praktisch keinerlei Hinweise oder gar Studien, die schädliche Wirkungen der zugelassenen Süßstoffe nachvollziehbar nachweisen und reproduzierbar sind. Zugelassene Süßstoffe sind mit Sicherheit von Nutzen und sicher. Niemand muss also Angst vor Süßstoffen haben.

ADI-Werte von Süßstoffen in mg/kg Körpergewicht und Tag	
Acesulfam-K (E 950)	0–9
Aspartam (E 951)	0–40
Aspartam-Acesulfam-Salz (E 962)	15–40
Cyclamat (E 952)	0–7
Saccharin (E 954)	0–5
Sucralose (E 955)	0–15
Thaumatin (E 957)	unbedenklich, kein ADI
Neohesperidin-Dihydrochalcon (E 959)	0–5
Neotam (E 961)	0–2

Erreichbares Zuckeräquivalent im Rahmen der ADI-Werte

Wollte man die ADI-Werte ausschöpfen, müsste man täglich eine Süßstoffmenge aufnehmen, die den in der Tabelle angegebenen Zuckermengen (in Gramm Zucker pro Tag) entsprechen würde:

Süßstoff	Schulkind (45 kg)	Erwachsene Frau (60 kg)	Erwachsener Mann (75 kg)
Acesulfam-K	81	108	135
Aspartam	360	480	600
Cyclamat*	11	15	18
Saccharin	123	165	207
Neohesperidin DC	135	180	225
Sucralose	405	540	675

Berechnung: ADI x kg Körpergewicht x Süßkraftfaktor

* Der ADI-Wert von Cyclamat kann nur theoretisch überschritten werden, da es keine Tafelsüße gibt, die rein auf Cyclamat-Basis beruht. In der Regel ist der Süßstoff mit anderen Süßstoffen gemischt. Vor diesem Hintergrund ist eine Überschreitung des ADI-Wertes praktisch ausgeschlossen.

Zusatzstoffe haben E-Nummern

Auf den Verpackungen von Lebensmitteln sind oft E-Nummern zu finden. Das ist für viele Menschen mit einem negativen Gefühl verbunden. Viele Konsumenten denken, dass E-Nummern für gefährliche Substanzen stehen. „E" steht für Europa und ist ein Zeichen dafür, dass für den betreffenden Stoff im Rahmen des Zulassungsverfahrens der Europäischen Union die folgenden **drei Kriterien** erfüllt worden sind:

Der Einsatz des Stoffes

- muss durch eine hinreichende technologische Notwendigkeit nachgewiesen werden.
- muss für den Verbraucher gesundheitlich unbedenklich sein.
- darf den Konsumenten durch seine Verwendung nicht irreführen.

Diese Kriterien werden, bevor die geprüften Substanzen schließlich in der Lebensmittelindustrie zum Einsatz kommen, durch die Kontrolle des **Wissenschaftlichen Lebensmittelausschusses** SCF („Scientific Committee on Food") anhand von Tests bewertet (http://ec.europa.eu/food/inde_de.htm). Die meisten Zusatzstoffe dürfen in der EU nur **in bestimmten Lebensmitteln** und **in begrenzten Mengen** verwendet werden.

Die E-Nummer eines Zusatzstoffes ist der Code, mit dem jeder Stoff unabhängig von den jeweiligen Landessprachen **eindeutig identifiziert** werden kann. Die Nummer stellt aber keine Bewertung dar, sondern folgt einer bestimmten Systematik: Gemäß ihrer technologischen Funktionen werden Lebensmittelzusatzstoffe in Gruppen zusammengefasst. So kennzeichnen zum Beispiel die E-Nummern E 100 bis E 199 Farbstoffe und E 200 bis E 399 Antioxidantien. Da viele Stoffe nicht nur eine technologische Funktion haben, gibt es immer wieder auch Ausnahmen von dieser Regel. Zum Beispiel wird E 270 (Milchsäure) zu den Antioxidantien gezählt, ist aber auch ein Konservierungsstoff. Manche Zusatzstoffe lassen sich aus diesem Grund gar keiner Funktionsgruppe zuordnen. Zusatzstoffe, die zwischenzeitlich verboten wurden, wurden aus der Liste gestrichen. Die entsprechenden Nummern werden in solchen Fällen nicht erneut vergeben, um Verwechslungen zu vermeiden. Darüber hinaus können sich die E-Nummern verschiedener Zusatzstoffe durch einen zusätzlichen Buchstaben unterscheiden. Die Buchstaben „a" bis „h" bedeuten, dass die Substanzen zur gleichen Stofffamilie gehören (zum Beispiel die Carotine: E 160a, E 160b etc.), aber eigenständig zugelassen sind. Diese Buchstaben müssen in der Zutatenliste auf dem Etikett der Lebensmittel ebenfalls angeführt werden, da sie ein Bestandteil der E-Nummer sind. Dagegen weisen römisch i), ii) usw. auf verschiedene Spezifikationen eines Stoffes hin, für die jeweils eigenständige Reinheitskriterien festgelegt wurden. Diese müssen nicht auf dem Etikett angeführt werden.

E-Nummern

E 950 *Acesulfam-K: Süßungsmittel, Geschmacksverstärker*
E 951 *Aspartam: Süßungsmittel, Geschmacksverstärker*
E 952 *Cyclohexansulfamidsäure und ihre Na- und Ca-Salze: Süßungsmittel*
- *i) Cyclohexansulfamidsäure*
- *ii) Natriumcyclamat*
- *iii) Kalziumcyclamat*

E 953 *Isomalt: Süßungsmittel*
E 954 *Saccharin und seine Na-, K- und Ca-Salze: Süßungsmittel*
- *i) Saccharin*
- *ii) Saccharin-Natrium*
- *iii) Saccharin-Kalzium*
- *iv) Saccharin-Kalium*

E 955 *Sucralose: Süßungsmittel*
E 957 *Thaumatin: Süßungsmittel, Geschmacksverstärker*
E 959 *Neohesperidin DC: Süßungsmittel*
E 962 *Aspartam-Acesulfam-Salz: Süßungsmittel*
E 965 *Maltit: Süßungsmittel*
- *i) Maltit*
- *ii) Maltitsirup*

E 966 *Lactit: Süßungsmittel*
E 967 *Xylit: Süßungsmittel*
E 968 *Erythrit: Süßungsmittel*

Quelle: www.bll.de/themen/zusatzstoffe/e-nummern.html; Zugriff am 26.04.2010

Bei Zusatzstoffen gilt das **Verbotsprinzip mit Erlaubnisvorbehalt**, d.h. Zusatzstoffe sind grundsätzlich verboten. Sie dürfen nur verwendet werden, wenn sie ausdrücklich zugelassen (erlaubt) sind. Es müssen drei Grundbedingungen erfüllt werden *(Quelle: www.zusatzstoffe-online.de)*:

- **Zusatzstoffe müssen technologisch notwendig sein.** Das trifft zu, wenn mit dem Zusatzstoff eine gleichbleibende Qualität oder Stabilität eines Lebensmittels oder eine Verbesserung der Eigenschaften wie Geschmack, Geruch oder Aussehen verbunden ist.
- **Zusatzstoffe dürfen den Verbraucher nicht täuschen.** Das heißt, ein Zusatzstoff darf insbesondere dann nicht verwendet werden, wenn es darum geht, eine fehlerhafte Verarbeitung zu verbergen oder die schlechte Qualität der Rohstoffe zu vertuschen.
- **Zusatzstoffe müssen gesundheitlich unbedenklich sein.**

Zusatzstoffe **müssen** in der **Zutatenliste** aufgeführt werden. Es existieren Klassen, die Gruppen von Zusatzstoffen mit gleicher oder ähnlicher Wirkung zusammenfassen. Zusatzstoffe müssen mit dem Klassennamen sowie der Verkehrsbezeichnung oder der E-Nummer angeführt werden.

Zutatenliste

Klassenname:
Dieser beschreibt den technologischen Zweck eines Zusatzstoffes wie zum Beispiel Stabilisator, Emulgator, Farbstoff oder Geliermittel.

Verkehrsbezeichnung:
Diese ist die allgemeine oder chemische Bezeichnung eines Zusatzstoffes wie beispielsweise Xanthan oder Natriumnitrit.

E-Nummer:
Jeder in der EU zugelassene Zusatzstoff hat eine E-Nummer. Diese ist in allen Mitgliedsländern identisch.

Bei „losen Waren" müssen die verwendeten Zusatzstoffe gut lesbar auf einem Schild neben den Waren, auf einem Sammelaushang, einem Computerdisplay oder in einem Heft angegeben werden, zum Beispiel „Mit Farbstoff", „Mit Konservierungsstoff", „Mit Antioxidationsmittel".

Diätprodukte sind der wichtigste Einsatzort für Süßstoffe

Der Markt für kalorienreduzierte Diätprodukte ist groß. In diesen Lebensmitteln wird – neben anderen Maßnahmen (beispielsweise Fettreduktion) – Zucker teilweise gegen Süßstoffe ausgetauscht und damit eine deutliche Kalorieneinsparung erzielt. Süßstoffe befinden sich in vielen sogenannten **Light-Produkten**, die deutlich zur Kalorieneinsparung beitragen und bei einer Gewichtsreduktion helfen können. Studien beweisen das. Alle Süßstoffe haben aber einen Nachteil: Sie schmecken nicht rein süß. Sie haben einen Nachgeschmack. Da zum Beispiel Saccharin einen bitteren Nachgeschmack hat, wuchs die Notwendigkeit für die Entwicklung von Süßstoffen mit besserem Geschmack. Mit der Entwicklung von Cyclamat in den 1950ern konnte der Geschmack von Saccharin deutlich verbessert werden. Beide Substanzen wurden zusammen mit weiteren Zusätzen vermischt und als „Sweet'n Low" vor allem in den USA mit Erfolg auf den Markt gebracht.

Durch Mischung werden Süßstoffe noch süßer

Durch das Mischen von verschiedenen Süßstoffen verbessert sich die Geschmackswirkung und es kommt zu einer Synergie: Eine Süßstoffmischung ist süßer als die addierte Süßkraft der Einzelsüßstoffe in der Mischung. Durch diesen Effekt lässt sich die Süßstoffgesamtmenge verringern.

Diätprodukte können vielen Menschen, die auf eine Ernährungstherapie angewiesen sind, das Leben erleichtern. Das trifft beispielsweise für Personen zu, die unter Getreideeiweißunverträglichkeit (glutensensitive Enteropathie) leiden. Diabetiker hingegen benötigen außer Süßstoff und damit gesüßten Produkten praktisch keine Speziallebensmittel.

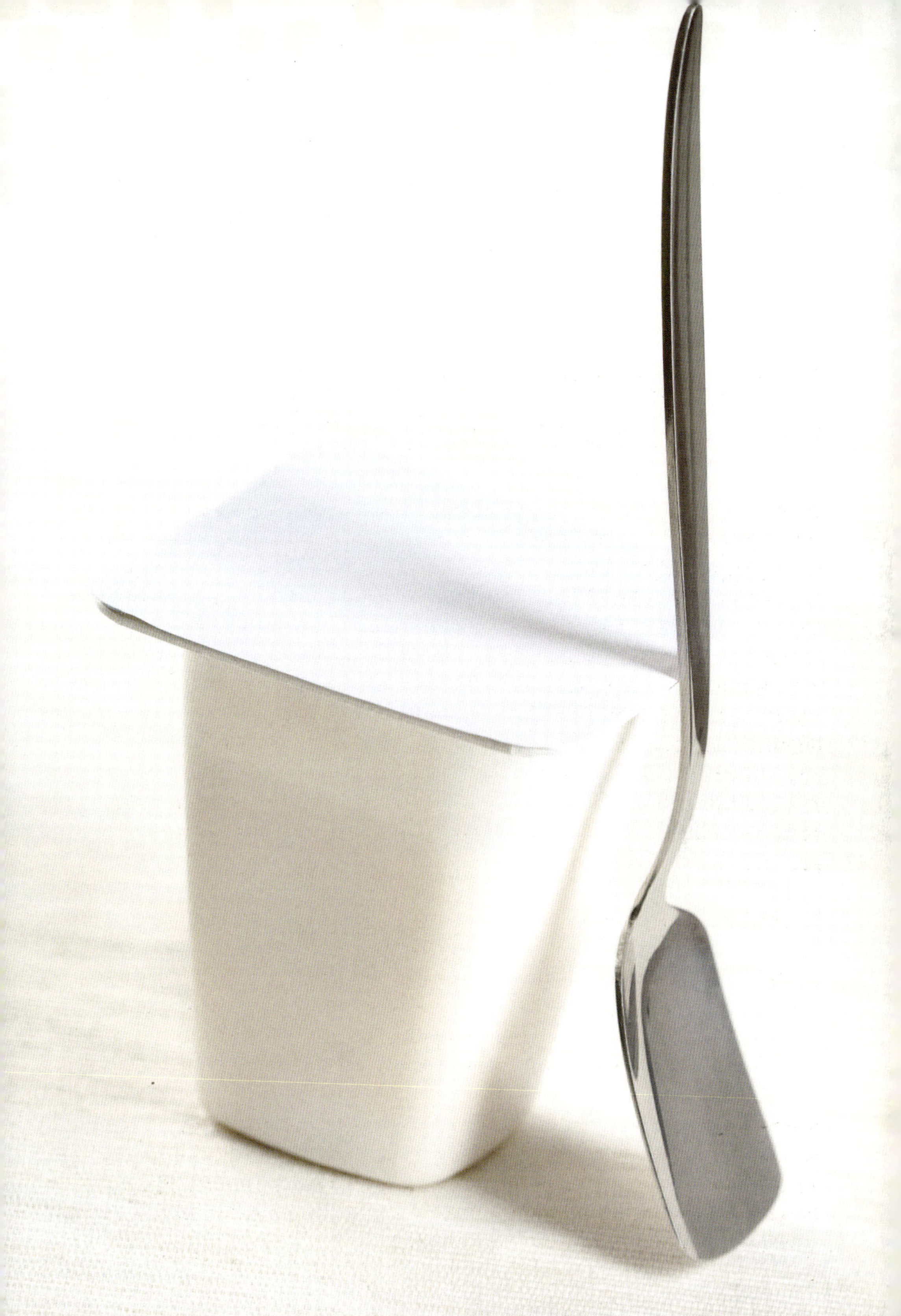

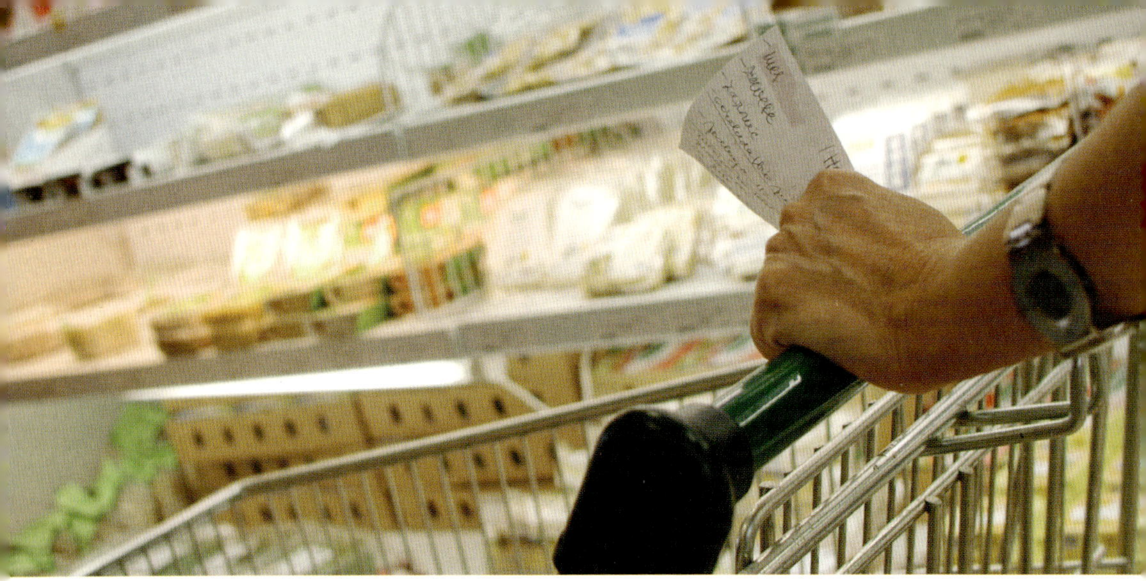

Süßstoffe in der Werbung

Wird bei Süßstoffprodukten auf eine Kalorienreduktion hingewiesen, müssen ganz bestimmte gesetzlich festgelegte Anforderungen erfüllt sein:

Kalorienarm

darf sich ein Produkt nur nennen, wenn es weniger als 50 Kalorien pro 100 Gramm bei festen Lebensmitteln und weniger als 20 Kalorien pro 100 Milliliter bei Getränken aufweist. Der Begriff kalorienarm bezeichnet also einen absoluten Wert. Dabei ist es unerheblich, ob der Energiegehalt reduziert wurde oder ob das Produkt „von Natur aus" kalorienarm ist.

Kalorienreduziert

bedeutet bald europaweit: Das Produkt hat mindestens 30 % weniger Kalorien als ein herkömmliches Lebensmittel. Eine geringere Kalorienreduktion als um 30 % darf nicht als kalorienreduziert ausgelobt werden.

Light

ist ein Begriff, der vom Gesetzgeber weder geschützt noch geregelt ist. Er bezieht sich nicht in allen Fällen auf den Energiegehalt eines Lebensmittels. Daher sollte sich der Verbraucher die Angaben auf dem Etikett genauer ansehen. Bei süßstoffgesüßten Produkten bezeichnet der Begriff „Light" allerdings immer eine Kalorienreduktion. Deshalb weiß der aufgeklärte Verbraucher hier also, welchen Nutzen er wirklich erwarten darf.

Da steckt der Zucker drin!

Zucker ist nicht immer mit dem Begriff „Zucker" auf der Zutatenliste von Lebensmitteln angegeben. Und für den Laien ist nicht immer klar, ob es sich nun um zuckerhaltige oder süßstoffhaltige Zutaten handelt. Wenn Sie folgende Begriffe lesen, handelt es sich immer um Zucker oder Zuckerabkömmlinge:

Caramel
Corn-Sirup (Maissirup, Fruktosesirup)
Dextrin
Dextrose (Traubenzucker)
Dextrosesirup
Farin
Fruktose (Fruchtzucker)
Galaktose (Schleimzucker)
Glukose (Traubenzucker)
Glukosesirup
Invertzuckercreme
Isoglukose
Laktose (Milchzucker)
Lävulose (Fruchtzucker)
Maltodextrin
Maltose (Malzzucker)
Maltosesirup
Malzextrakt
Melasse
Raffinade
Raffinose
Saccharose (Haushaltszucker)
Saccharose-Sirup
*Sucrose**

* Im englischsprachigen Raum gebräuchlich für Haushalts- oder Kristallzucker.

Süßkraft von Süßstoffen

Süßstoff ist als **Tablette**, in **flüssiger Form** und als **Streusüße** im Handel erhältlich.

Die Süßkraft einer **Süßstofftablette** entspricht in der Regel einem Stück Würfelzucker oder einem Teelöffel Zucker. Süßstofftabletten sind in handlichen Spendern erhältlich und praktisch zum Süßen von warmen Getränken, da sie sich schnell auflösen. Achtung: Süßstofftabletten enthalten Milchzucker.

Ein Teelöffel **Streusüße** süßt ungefähr so intensiv wie ein Teelöffel Zucker und ist dennoch 10-mal „leichter". Sie kann Zucker bei vielen Speisen ersetzen.

Die Süßkraft von **Flüssigsüße** entspricht in der Regel einem Teelöffel Zucker, wobei die Portionsgröße je nach Marke von einem Tropfen bis zu einem Teelöffel reichen kann. Daher sollten die Dosierungsangaben auf der Verpackung genau beachtet werden. Flüssige Süßstoffe eignen sich hervorragend zum Süßen von kalten und warmen Getränken, Milchprodukten und Obstspeisen.

Kalte Getränke und feste Speisen, die gekocht oder gebacken werden, lassen sich am einfachsten mit Flüssig- oder Streusüße zubereiten. Exakte Angaben zum Energiegehalt und zur richtigen Dosierung findet man auf jeder Produktverpackung. Flüssigsüßstoff und Streusüße sind milchzuckerfrei.

Da Süßstoff im Vergleich zu Zucker keine konservierende Eigenschaft hat, sind süßstoffgesüßte Konfitüren nicht so gut haltbar. Außerdem gibt Süßstoff im Vergleich zu Zucker bei Teigen kaum Masse und hat keine guten Backeigenschaften. Daher sollte bei Kuchenteigen maximal die Hälfte der angegebenen Zuckermenge durch Süßstoff ersetzt werden.

Süßstoff-Varianten für jeden Zweck

Nahrungsmittel	Tabletten	Flüssigsüße	Streusüße
Heißgetränke, z.B. Kaffee oder Tee	x	x	x*
Pudding		x	x*
Heiße Saucen		x	x*
Saft, Shakes		x	x
Kalte Milchspeisen		x	
Kuchenteig		x	x*
Marmeladen & Co		x	x*
Dressings, Marinaden		x	x
Frisches Obst			x
Kochen und Backen		x	x*

* Streusüße auf Basis des Süßstoffes Aspartam ist nicht hitzestabil, da die Süßkraft bei hohen und lang andauernden Back-/Kochtemperaturen mehr oder weniger verloren geht.
Hier bitte die Packungsangabe beachten.

Quelle: Deutscher Süßstoffverband e.V.

Sehr viel Süßkraft im Vergleich zu Zucker

Süßstoff	Süßkraftfaktor
Acesulfam-K	130–200
Aspartam	200
Aspartam-Acesulfam-Salz	350
Cyclamat	30–50
Neohesperidin DC	600
Saccharin	300–500
Sucralose	600
Thaumatin	2.000–3.000

Weitere Fähigkeiten von Süßstoffen

Einige Süßstoffe haben außer der Fähigkeit, Lebensmittel süß schmecken zu lassen, auch noch andere Eigenschaften. Sie wirken als **Geschmacksverstärker**, wie zum Beispiel Acesulfam-K. So muss man, wenn man es genau nimmt, die Süße einer Substanz von seinem Potenzial, die Süßkraft zu verstärken, unterscheiden. Eine Besonderheit ist Miraculin, das aus bestimmten Früchten gewonnen wird. Miraculin selbst ist geschmacklos. Kombiniert man diese Substanz aber mit einem sauer schmeckenden Lebensmittel, so wandelt sie den sauren in einen süßen Geschmack um. Wie dieser Vorgang in chemischer Hinsicht genau funktioniert, ist allerdings noch nicht geklärt.

Vorteile von Süßstoffen

Süßstoffe besitzen also eine wesentlich stärkere Süßkraft als Zucker und haben **keine** oder nur **wenige Kalorien**. Lebensmittel oder Getränke, die kalorienhaltige Süßstoffe enthalten, weisen trotzdem einen geringeren Brennwert auf als vergleichbare Lebensmittel, die mit Zucker gesüßt sind, da sie eine intensivere Süßkraft besitzen (und daher viel weniger Süßstoff eingesetzt wird) und normalerweise mit anderen kalorienfreien Süßstoffen gemischt werden.

Wissenschaftliche Studien beweisen eindeutig, dass Süßstoffe – im Gegensatz zu Saccharose (Haushaltszucker) – kariesverursachenden Bakterien keine Nahrung bieten, da sie von diesen nicht als Nährstoff genutzt werden können. Das ist ein weiterer Vorteil gegenüber Zucker. Außerdem haben Süßstoffe **keinen Einfluss auf den Fettstoffwechsel** und werden daher bei erhöhten Blutfettwerten (Hypertriglyzeridämie) empfohlen.

Auch bei **Unverträglichkeiten** und **Intoleranzen** gegenüber Zucker – beispielsweise Fruktoseintoleranz – bieten sich Süßstoffe als Süßungsmittel an. Die **Fruktose** (Fruchtzucker) kommt in natürlicher Form in Obst und Honig (Bestandteil des Invertzuckers) vor, wobei Birnen, Trauben und Äpfel einen verhältnismäßig hohen Fruktoseanteil besitzen. Fruktose hat eine um 50 % höhere Süßkraft als der Haushaltszucker und besitzt den gleichen Brennwert, nämlich 4 kcal/g. Fruchtzucker wird daher in vielen Produkten gerne zur Kalorienreduktion eingesetzt, da man weniger Fruktose verwenden muss, um dieselbe Süßkraft wie mit Zucker zu erhalten. Viele Konsumenten, die abnehmen wollen, glauben, bei fruktosehaltigen Getränken unbegrenzt zugreifen zu dürfen (der Aufdruck „Diät" oder „Wellness" verführt dazu) und vergessen dabei, dass sie trotzdem eine beträchtliche Menge an Kalorien zu sich nehmen. Manche Studien kommen zu dem Schluss, dass die starke Zunahme an übergewichtigen Menschen in den USA mit einem gesteigerten Konsum von mit Fruktosesirup gesüßten Limonaden korreliert. Andere Studien sehen hier keinen Zusammenhang, obwohl es Hinweise gibt, dass Fruktose den Fettstoffwechsel beeinflusst. Die Verwendung von Fruktose als Süßungsmittel ist aus ernährungsphysiologischer Sicht abzulehnen, und Produkte, die damit hergestellt und gesüßt sind, sollten möglichst nicht verzehrt oder getrunken werden.

Lesen Sie mehr dazu auf Seite 20.

Zuckeraustauschstoffe: Die Welt der Zuckeralkohole

Neben den bereits erwähnten Süßstoffen gibt es noch die sogenannten Zuckeraustauschstoffe. Das sind Zuckeralkohole, die auch in der Natur in bestimmten Obstsorten vorkommen. Sie werden ebenfalls als Süßstoffe eingesetzt, haben aber den entscheidenden Nachteil, **abführend** zu wirken. Wie stark ein Mensch auf Zuckeralkohole reagiert, hängt einerseits vom eingesetzten Süßstoff und andererseits von der Empfindlichkeit der individuellen Person ab.

Zuckeralkohole enden in der richtigen Schreibweise mit „-ol", der typischen Endung für eine Alkoholverbindung (zum Beispiel Methanol, Ethanol usw.). In den Zutatenlisten von Lebensmitteln wird aber gern der Name ohne „-ol" angegeben, wie etwa Mannit (anstatt: Mannitol) oder Sorbit (anstatt: Sorbitol). Üblicherweise wird diese Süßstoffart in Kaugummis oder auch Zahnpasten eingesetzt.

Zuckeraustauschstoffe sind:

- Sorbit (E 420)
- Mannit (E 421)
- Isomalt (E 953)
- Maltit (E 965)
- Maltitol-Sirup (E 965)
- Lactit (E 966)
- Xylit (E 967)
- Erythrit (E 968)

Diese Art von Substanzen haben **drei entscheidende Nachteile**:

1) **Sie sind nicht kalorienfrei.** Zuckeralkohole besitzen einen etwas geringeren Kaloriengehalt als Kohlenhydrate oder Eiweiße (circa 2,4 kcal/g je nach Art). Mannitol hat beispielsweise 2 kcal/g und Xylitol besitzt einen Brennwert von 3 kcal/g.
2) **Sie wirken ab einer bestimmten Menge abführend.** Die Menge ist von der Art des Zuckeralkohols und der Person abhängig.
3) **Die Süßkraft ist geringer als die von Saccharose** (Haushaltszucker).

Zuckeralkohole und ihre Süßkraft im Vergleich zu Haushaltszucker sowie deren Toleranzwerte (Verträglichkeit gegenüber der abführenden Wirkung) pro Tag:

Zuckeralkohol	Süßkraft	Toleranzwert
Erythrit	0,6–0,8	60–70 g
Sorbit	0,5	30–50 g
Xylit	1,0	30–50 g
Mannit	0,7	10–20 g
Isomalt	0,5	50 g
Maltit	0,7	40–50 g
Lactit	0,4	40 g
Maltitol-Sirup	0,9	30–50 g

Quelle: www.landwirtschaft-mlr.badenwuerttemberg.de/servlet/PB/menu/1114011_l1/index1221750878019.html; Zugriff am 08.05.2010

Wegen der abführenden Wirkung hat die EU entschieden, Zuckeralkohole **nicht in Getränken** zu verwenden, da beim Trinken leichter größere Mengen aufgenommen werden können und eine kritische Menge schneller erreicht ist als mit festen Nahrungsmitteln. Oft reicht bei empfindlichen Personen eine Packung Kaugummi, um einen wässrig-dünnen Durchfall und Bauchschmerzen zu verursachen.

Eingesetzt werden Zuckeraustauschstoffe in Lebensmitteln, um eine gewisse Fülle, Konsistenz und Süße zu erreichen. Andere Süßstoffe (wie Aspartam oder Sucralose) geben den Produkten keine Fülle oder Konsistenz (was das Backen mit diesen Süßstoffen etwas schwieriger macht). Um die Süßkraft zu erhöhen, werden Zuckeralkohole gerne als Mischung mit Süßstoffen eingesetzt. Auch in pharmazeutischen und kosmetischen Produkten werden Zuckeralkohole verwendet.

Unterschiedliche Süße auf einen Blick

	Zucker	Süßstoffe	Zuckeraus-tauschstoffe	Fruchtzucker
Energiezufuhr	4 kcal/g	praktisch keine Kalorien	2,4 kcal/g	4 kcal/g
Süßkraft-Faktor	1	30–3.000	0,4–1,0	1,2
Einfluss auf den Insulinspiegel	stark	kein Einfluss	praktisch kein Einfluss	praktisch kein Einfluss
Einfluss auf das Verdauungs-system	neutral	kein Einfluss	können stark abführend wirken und andere Unverträg-lichkeits-reaktionen auslösen	neutral, aber viele Menschen vertragen keinen Fruchtzucker
Einfluss auf die Zahn-gesundheit	kann Karies fördern	kein Einfluss	kein Einfluss	kann Karies fördern

Einteilung der süß schmeckenden Substanzen

Süßstoffe:

Künstlicher Ursprung

- *Acesulfam-K*
- *Alitam*
- *Aspartam*
- *Aspartam-Acesulfam-Salz*
- *Cyclamat*
- *Dulcin*
- *Lugdunam*
- *Neotam*
- *P4000*
- *Pentadin*
- *Saccharin*
- *Sucralose*

Natürlicher Ursprung

- *Brazzein*
- *Curculin*
- *Hernandulcin*
- *Mabinlin*
- *Miraculin*
- *Mogrosid*
- *Neohesperidin-Dihydrochalcon*
- *Stevia*
- *Tagatose*
- *Thaumatin*

Zuckeraustauschstoffe:

Fruktose

Zuckeralkohole

- *Erythrit (Erythritol)*
- *Isomalt (Isomaltitol)*
- *Lactit (Lactitol)*
- *Maltit (Maltitol)*
- *Mannit (Mannitol)*
- *Sorbit (Sorbitol)*
- *Xylit (Xylitol)*

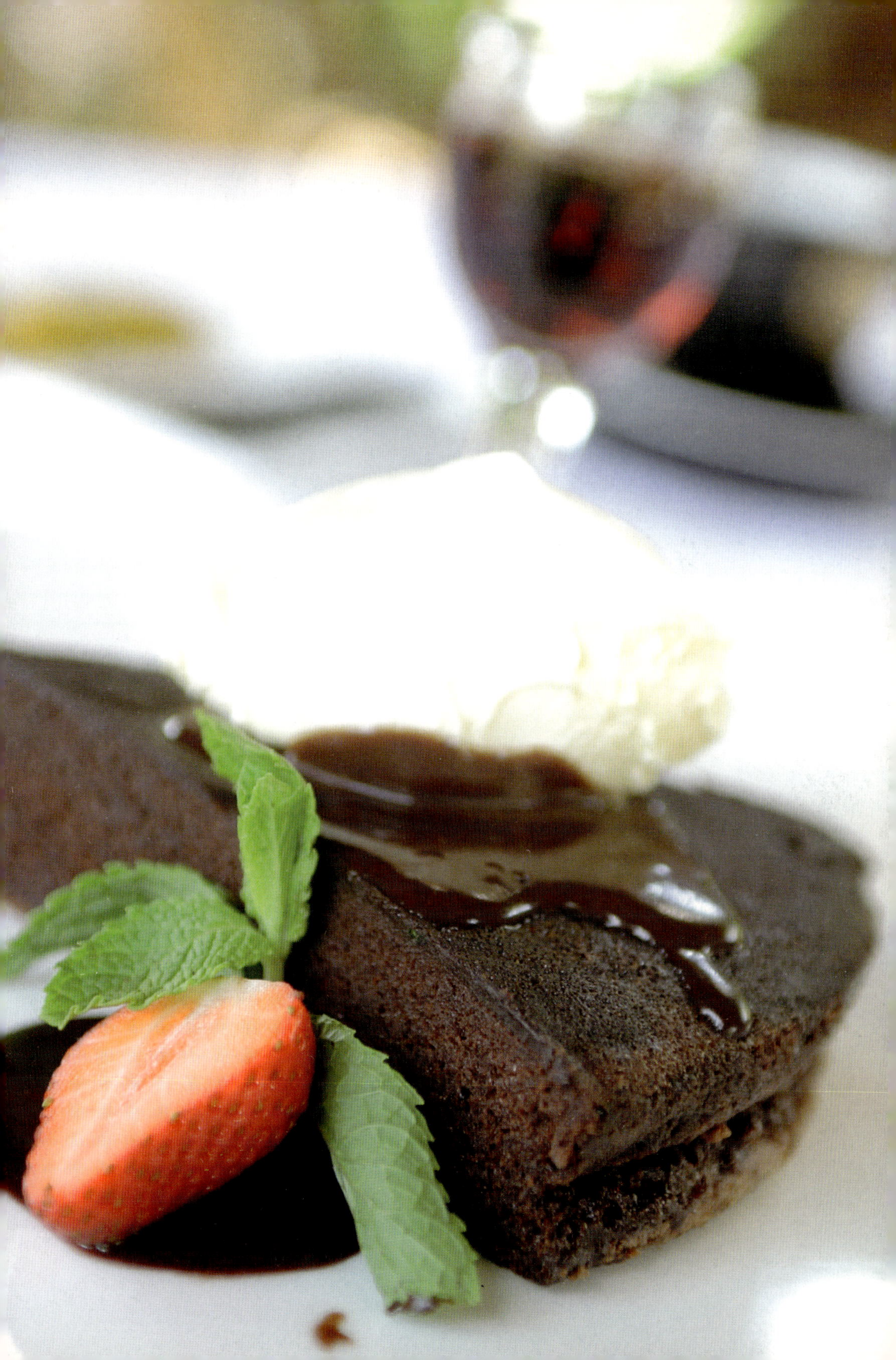

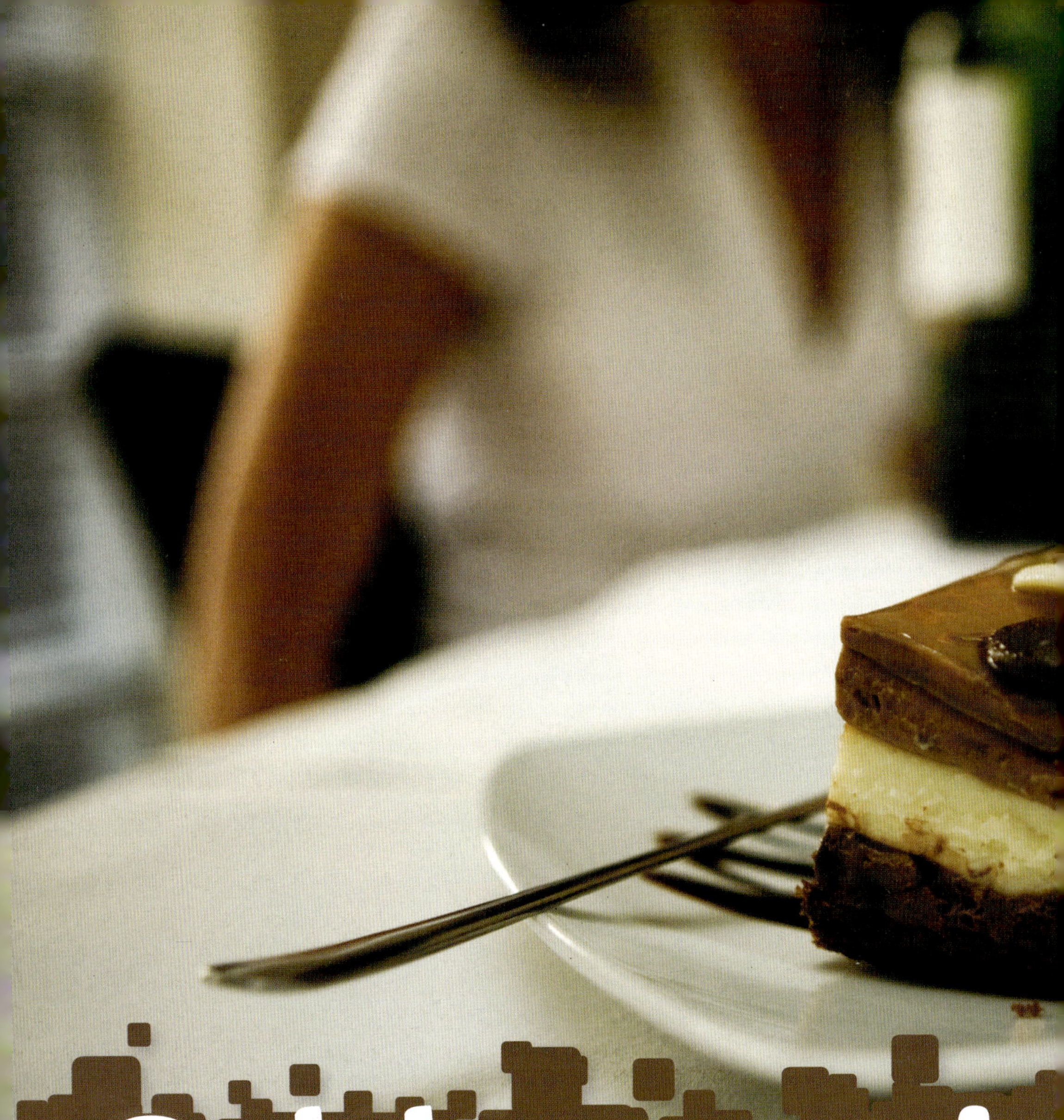

Schluss mit Süßsto

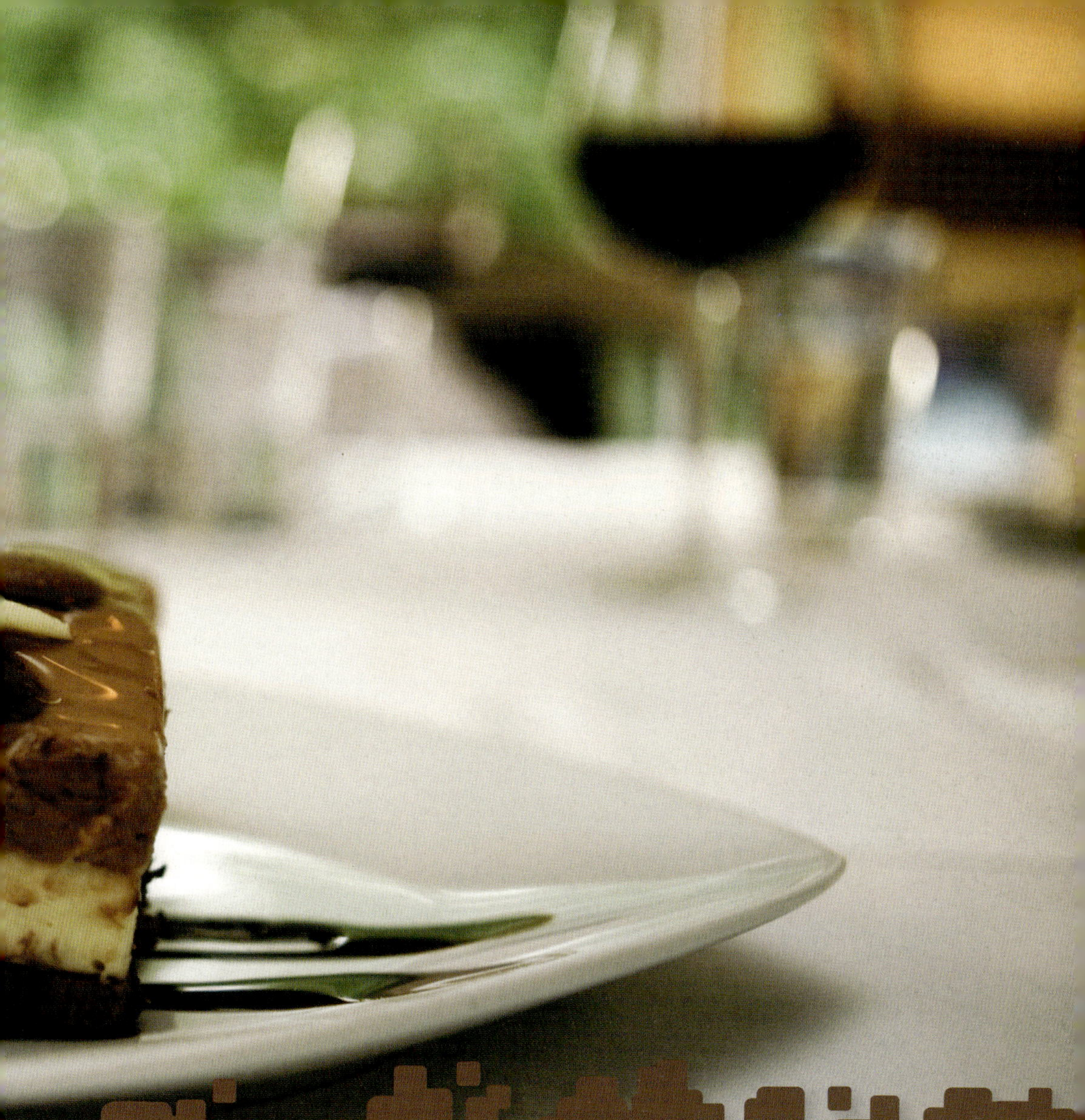

den
ff-Mythen!

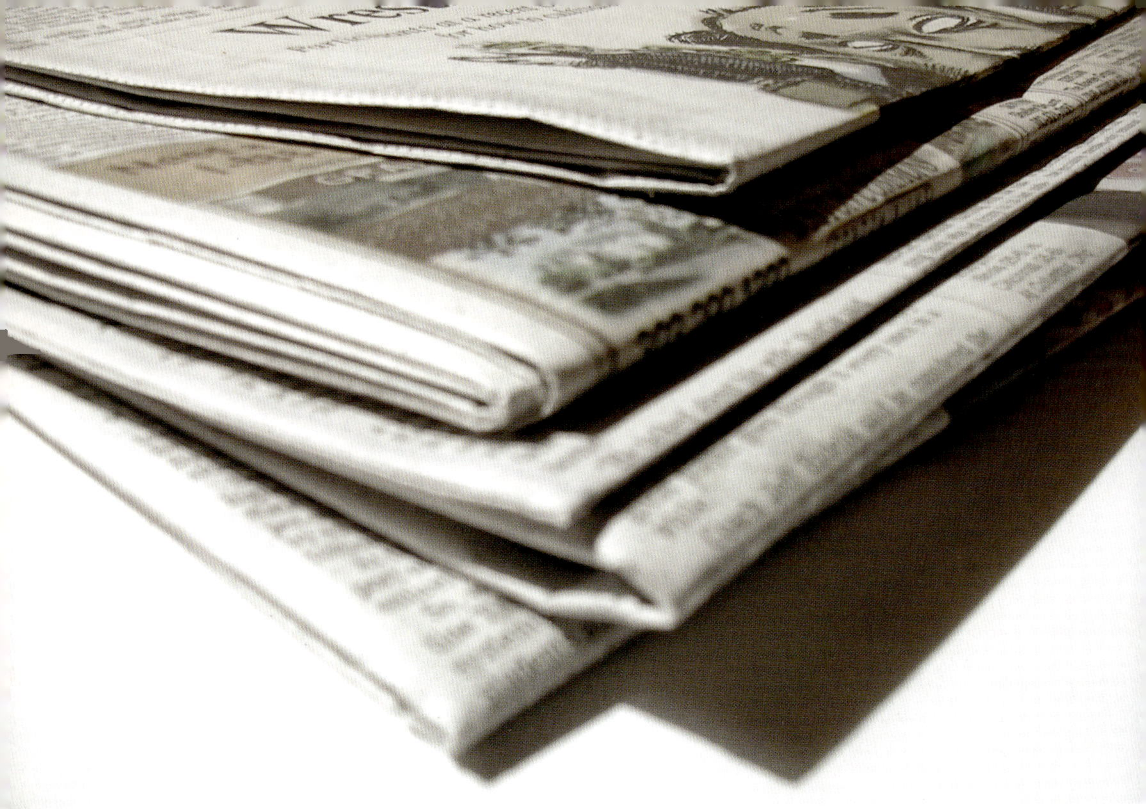

Horrormeldungen über Süßstoff

Aufgrund wiederholter Negativmeldungen in den Medien haben viele Menschen beim Gebrauch von Süßstoffen (vor allem den künstlichen Süßstoffen) ein ungutes Gefühl. Wissenschaftlich ist das nicht zu begründen und teilweise sind die Behauptungen nicht nur falsch, sondern geradezu absurd oder blödsinnig. Es finden sich häufig Horrormeldungen über Süßstoffe, die beispielsweise gerne über das Internet verbreitet werden: Aspartam sei ein starkes Nervengift, Aspartam verursache Krebs und löse das Gehirn auf – und das ist nur ein sehr kleiner Auszug von unqualifizierten Meldungen, die den Konsumenten verunsichern.

Journalisten kennen den Satz „Bad News are good News" – eine Formulierung, der zufolge schlechte Nachrichten einen hohen Nachrichtenwert haben sollen. Horrormeldungen über Süßstoffe oder paradoxe Aussagen wie „Kalorienfreier Süßstoff macht dick" sind scheinbar interessant und werden ohne sachlichen Hintergrund verbreitet.

Natürliche Bestandteile entgegen dem Mythos

Wer glaubt, dass alle Süßstoffe synthetisch sind und grundsätzlich der chemischen oder pharmazeutischen Industrie entstammen, irrt. Denn der Süßstoff Thaumatin wird aus der **Katemfe-Frucht** und Neohesperidin-Dihydrochalcon aus den Schalen von **Bitterorangen** gewonnen. Es musste also niemand auf die Zulassung von Stevia als Süßstoff warten. Süßstoffe natürlichen Ursprungs gibt es bereits. Und der Süßstoff Aspartam wird aus **zwei natürlichen Eiweißbausteinen** (Aminosäuren) hergestellt.

Aspartam ist ungefährlich

In den vergangenen Jahren wurde der Süßstoff Aspartam immer wieder diskutiert. Die von Nichtwissenschaftern postulierten Nebenwirkungen konnten **niemals wissenschaftlich bestätigt** werden. Aktuelle Studien beweisen, dass Aspartam sicher ist und alle anderen Aussagen wissenschaftlich unbegründet sind. Der Süßstoff Aspartam ist nicht so hitzestabil und sollte daher eher kalten oder warmen – aber nicht heißen – Speisen und Getränken beigefügt werden. Beim Kochen oder Backen verliert Aspartam einen Teil seiner Süßkraft. Der Hinweis **„Enthält eine Phenylalaninquelle"**, der bei Produkten, die Aspartam enthalten, angegeben sein muss, ist nur für Verbraucher wichtig, die unter der **Stoffwechselerkrankung Phenylketonurie** leiden, einer angeborenen Erkrankung, bei der ein bestimmter Eiweißstoff nicht abgebaut werden kann.

Wenn also auf der Zutatenliste der Hinweis „Enthält eine Phenylalaninquelle" zu finden ist, kann man sicher sein, dass sich Aspartam in diesem Nahrungsmittel (vorwiegend in Getränken) befindet. Phenylalanin ist für gesunde Menschen ungefährlich.

Lesen Sie mehr zu Aspartam ab Seite 75.

Süßstoffe sind nicht krebserregend

Verschiedene Süßstoffe sind mit dem Vorurteil belastet, dass sie für die Entstehung von Krebs verantwortlich seien. Es wurde jedoch wiederholt und wissenschaftlich eindeutig bewiesen, dass Cyclamat und Saccharin beim Menschen keinen Krebs erzeugen oder fördern.

Ein Tierversuch mit **Saccharin** in den 1960er-Jahren, der Blasenkrebs bei Ratten hervorgerufen hatte, muss als **methodisch unzulänglich** eingestuft werden. Hierbei wurden enorm hohe Süßstoffmengen verabreicht, die auf den Menschen übertragen einer Ration von täglich 4.000 Süßstofftabletten oder – auf Zucker umgerechnet – 20 Kilogramm entsprechen würden. In zahlreichen Folgestudien konnten auch die kritischen Ergebnisse dieser Studie nicht bestätigt werden. Seit Generationen nutzen Diabetiker Saccharin und Cyclamat Tag für Tag, um Süßes genießen zu dürfen, ohne ihren Stoffwechsel zu belasten. Selbst aus diesem Kreis der Intensiv-Verwender ist nicht ein einziger Krebsfall bekannt, der auf Süßstoffverzehr zurückzuführen wäre. Aber gesundheitsförderlich sind Süßstoffe damit noch lange nicht: Wer gesund leben möchte, sollte den Genuss von Süßem nicht übertreiben.

In Bezug auf **Cyclamat** kam der erste Schock 1970, als die „Food and Drug Administration" (FDA) diesen Süßstoff in den USA vom Markt verbannte. Der Grund war, dass Cyclamat in tierexperimentiellen Studien unter Verdacht geriet, Krebs auszulösen. In allen anderen Ländern (wie Deutschland und Österreich) wird Cyclamat nach wie vor verwendet. Nachfolgende Studien konnten den Krebsverdacht nicht erhärten. Experten gehen davon aus, dass Cyclamat auch in den USA wieder zugelassen wird. Der Süßstoff Cyclamat wird in Reinform nicht als Tafelsüße angeboten. Er ist praktisch immer mit anderen Süßstoffen gemischt. Häufig gibt es Mischungen mit Saccharin – und diese Mischung ist dann auch für Kleinkinder und Kinder gänzlich unbedenklich.

Der nächste künstliche Süßstoff war Aspartam, das 1981 auf den Markt kam und unter dem Handelsnamen „Nutrasweet" verkauft wurde. Aspartam hat einen hervorragenden Geschmack und ist der Süßstoff der Getränke-Industrie. In Kombination mit Cyclamat und Saccharin erreicht die Industrie mit Aspartam ein sehr gutes Geschmacksergebnis.

Blähungen und Durchfall durch Süßstoff?

Die Behauptung, dass Süßstoffe Blähungen und Durchfall auslösen, ist ebenfalls falsch. Dafür sind vielmehr **Zuckeraustauschstoffe** und nicht Süßstoffe verantwortlich. Zu den Zuckeraustauschstoffen, die Verdauungsprobleme auslösen, gehören insbesondere Isomalt, Sorbit, Xylit und Mannit. Laktoseintolerante Menschen müssen beachten, dass Süßstofftabletten Milchzucker (Laktose) als Trägersubstanz enthalten. Flüssige Süßstoffe sind frei von Laktose.

Süßstoffe sind nicht in Mastmitteln enthalten

Falsch ist auch die Aussage, dass Süßstoffe als Mastmittel verwendet werden oder in Mastmitteln enthalten sind. Der Agrarexperte Prof. Dr. Edgar Schulz von der Bundesforschungsanstalt für Landwirtschaft in Braunschweig betont, dass Süßstoffe zum Süßen und Aromatisieren von Kälber- und Ferkelfutter eingesetzt wird, um es nach dem Absetzen von Kuh- oder Sauenmilch für die Jungtiere akzeptabler zu machen. In der Mastphase ist das Futter immer **frei von Süßstoff**.

Die **Verwendung von Zusatzstoffen in Tierfutter** unterliegt einer EU-Richtlinie (RL 70/524/EWG und RL 87/153/EWG). Die Süßstoffe Saccharin und Neohesperidin DC dürfen nur Ferkeln bis zum vierten Lebensmonat zugesetzt sein. Das geschieht aus geschmacklichen Gründen. Erst nach dem vierten Monat beginnt die Mastphase. Kälber-Futter darf nur mit Neohesperidin DC, nicht aber mit Saccharin gesüßt werden.

Vor diesem Hintergrund ist der Vorwurf, dass Süßstoffe als Mastmittel oder Masthilfsmittel dienen, geradezu absurd. Die Süßstoffe kommen in beschränktem Umfang nur deswegen zum Einsatz, um den Ferkeln den Übergang von der Sauenmilch zum oft unangenehm schmeckenden Futter zu erleichtern.

Mit Süßstoff abnehmen

Übergewichtige, die zur Buttercremetorte Kaffee mit Süßstoff bestellen, können nicht erwarten, dass sie abnehmen. Süßstoffe haben keine pharmakologische Wirkung, die das Körpergewicht senkt. Vielmehr sind Süßstoffe kalorienfrei. Wer grundsätzlich Zucker durch Süßstoff ersetzt, führt dem Körper dadurch weniger Kalorien zu. Dieses Kaloriendefizit kann im Rahmen einer Ernährungsumstellung und Bewegungsintensivierung zu einer Gewichtsreduktion führen.

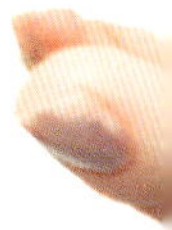

Mit Süßstoff Kalorien sparen

Durch den konsequenten Ersatz von Zucker durch Süßstoff lassen sich bei der Durchschnittsernährung täglich rund 400 Kilokalorien einsparen. Das entspricht einem jährlichen Einsparungspotenzial von fast 150.000 Kilokalorien. Theoretisch ließe sich durch eine solche Kalorieneinsparung das Körpergewicht um 20 Kilogramm senken.

Es ist jedoch schwierig, vollständig auf Zucker zu verzichten. Bei einem Ersatz in Getränken – also Lightgetränken mit Süßstoff anstelle zuckersüßer Limonaden und Cola –, dem Einsatz von Süßstoffen in der Zubereitung von Speisen und Getränken sowie dem Verzehr von süßstoffgesüßten Fertigprodukten lassen sich problemlos täglich 40 Gramm Zucker einsparen. Diese Einsparung bringt in einem Jahr eine Gewichtsabnahme von knapp neun Kilogramm.

Verschiedene Studien belegen, dass vor allem der Ersatz von zuckerhaltigen Softdrinks durch süßstoffgesüßte Alternativen zur Reduktion des Körpergewichts führt. Dieser Effekt scheint insbesondere bei Kindern und Jugendlichen deutlich zu sein, und negative Wirkungen sind bisher nicht aufgetaucht.

Mit Ausnahme von Aspartam und Thaumatin sowie dem neueren Süßstoff Aspartam-Acesulfam-Salz sind Süßstoffe kalorienfrei und müssen somit in der Nährwertberechnung nicht angerechnet werden. Die kalorienliefernden Süßstoffe können aufgrund ihrer hohen Süßkraft und der daraus resultierenden geringen Einsatzmenge ebenfalls als nahezu kalorienfrei betrachtet werden.

Süßstoff kann demzufolge ein sinnvoller, aber nicht notwendiger **Bestandteil** einer Reduktionskost sein.

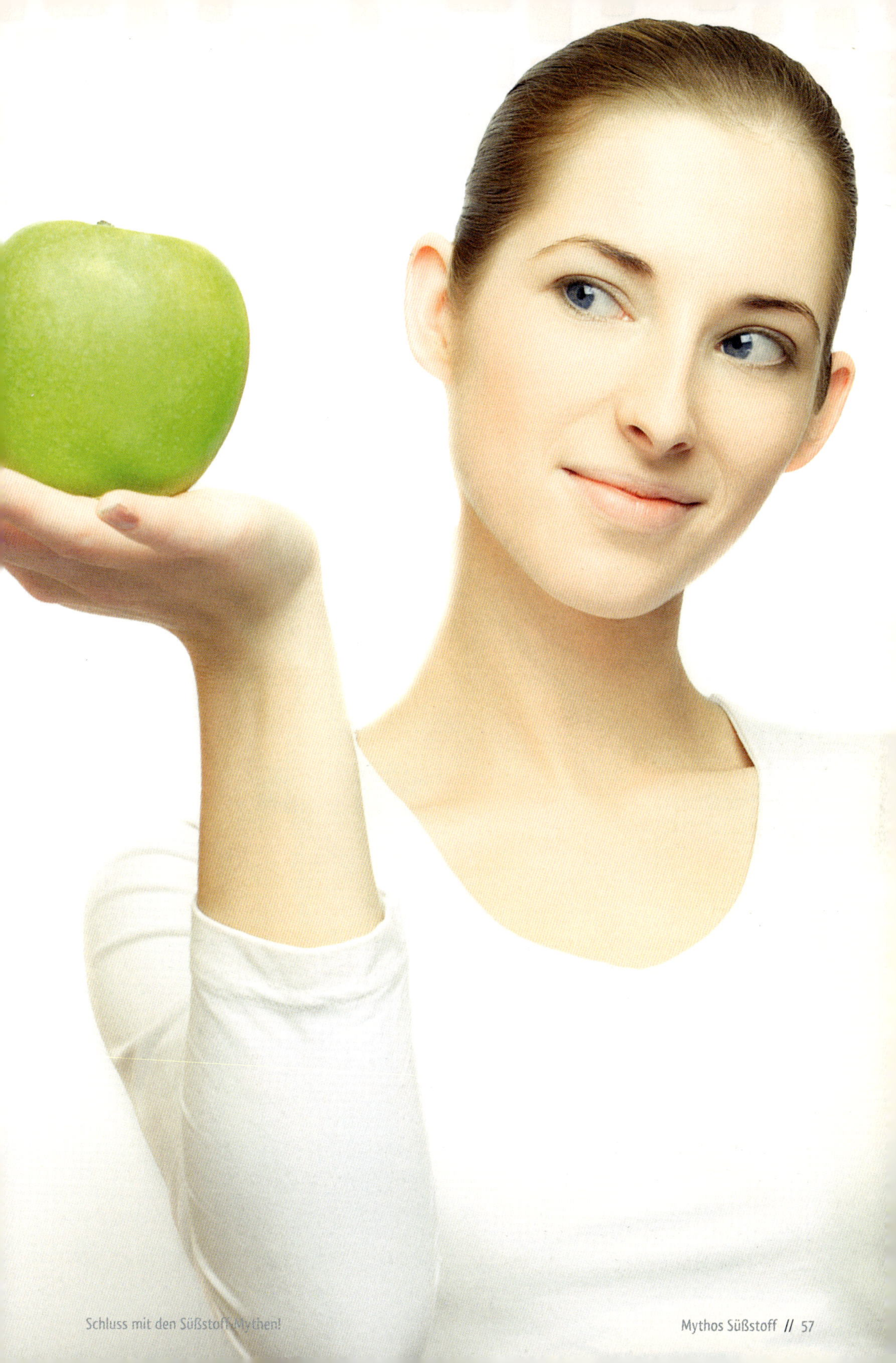

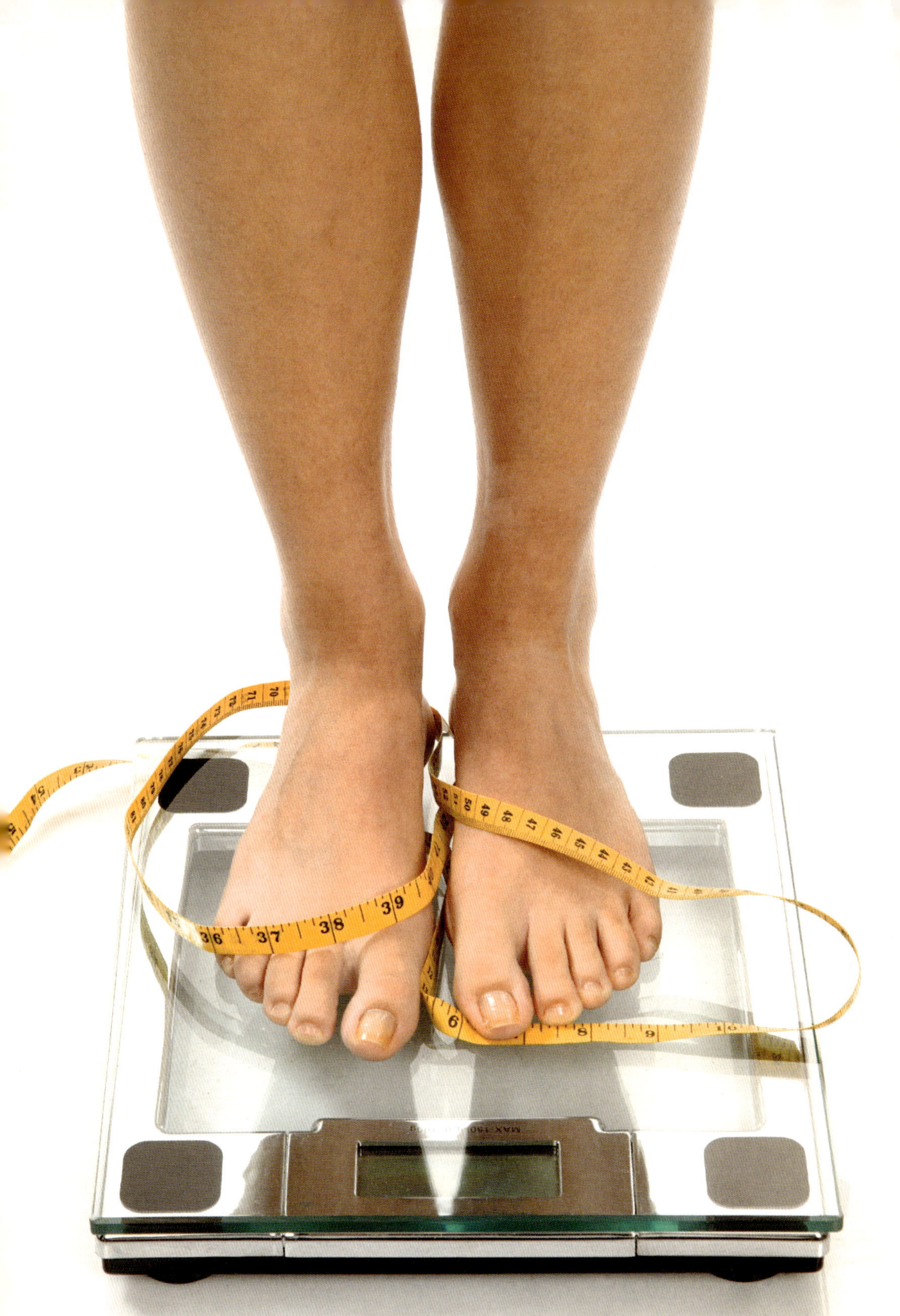

Maßvoller Umgang mit Süßem

Aus ernährungsphysiologischer Sicht ist es grundsätzlich sinnvoll, Zusatzstoffe maßvoll einzusetzen. Das trifft auch für Süßstoffe zu. Übermäßigem Zuckerkonsum allein durch den Einsatz von Süßstoff entgegenzuwirken, ist aber wenig sinnvoll. Demgegenüber ist es zweckmäßig, den süßen Geschmack **nicht zu übertreiben**. Übergewichtige Menschen können zur Gewichtsreduktion und in der nachfolgenden Phase der Gewichtsstabilisierung auf Süßstoffe zurückgreifen, wenn sie den süßen Geschmack kalorienfrei genießen möchten. Diabetiker und Menschen, die unter Fettleber sowie erhöhten Blutfettwerten (Hypertriglyzeridämie) leiden, profitieren ebenfalls von Süßstoffen.

Süßstoffe und Hunger

Es gibt bereits zahlreiche Studien, die sich mit dem Thema „Hunger und Süßstoff" beschäftigen. Studien, die zeigen, dass es durch Süßstoff oder Light-Lebensmittel zur Gewichtszunahme kommt, gibt es praktisch nicht. Oder die Autoren weisen in der Publikation darauf hin, dass der Effekt nicht oder nicht in jedem Fall auf Süßstoffe zurückzuführen ist. Einige Studien konnten eine appetitanregende Wirkung nicht bestätigen, in anderen Arbeiten zeigte sich sogar ein gegenteiliger Effekt. Aber auch dieses andere Extrem konnte nicht bestätigt werden.

Die Autoren von „Non-nutritive Sweetener Consumption in Humans: Effects on Appetite and Food Intake and their Putative Mechanisms" folgern aus den vielen verschiedenen Studien, dass Süßstoffe, die als Ersatz für Zucker dienen, das Potenzial besitzen, einen Gewichtsverlust zu fördern. Aber es ist den Autoren nicht klar, ob Süßstoffe von der Bevölkerung im „realen Leben" wirklich so verwendet werden, wie in der Studie angenommen wurde. Ob es nun wirklich einen Zusammenhang zwischen ansteigendem Süßstoffkonsum und Gewichtszunahme gibt, ist ohne weitere seriöse Studien nicht zu klären. Es könnte auch die Psyche in der Form eine Rolle spielen, dass die Aufschrift „Light" oder „Diät" den Menschen dazu verleitet, mehr als die üblichen Mengen zu konsumieren. Diese Verhaltensweise führt zu keinem Gewichtsverlust und ist eher kontraproduktiv. Eine gute Aufklärung des Konsumenten (Diabetiker, Übergewichtige) wäre hier wichtig, um dies zu verhindern.

Trotz „Light" haben die Lebensmittel noch immer Kalorien und sollen nicht dazu einladen, die doppelte Menge zu essen!

Was sagt die Wissenschaft zum cephalischen Insulinreflex?

Immer wieder tritt die Frage auf, ob Süßstoffe sich auf die Insulinausschüttung auswirken und vermehrt Hunger auslösen. Der Psychologe John Blundell führte 1988 eine Untersuchung durch, bei der Testpersonen ein „Preload" (wässrige Aspartam-Lösung und Saccharin-gesüßter Joghurt) vor der eigentlichen Mahlzeit verabreicht bekamen. Die Süßstoffgruppe gab im Vergleich zur Zucker-Kontrollgruppe an, ein stärkeres Hungergefühl zu verspüren. Vermutet wurde, dass der Organismus – angeregt durch den süßen Geschmack – „reflexartig" Insulin ausschüttet und es – da durch Süßstoffe kein Zucker geliefert wird – zu einem Abfall des Blutzuckerspiegels und einem verstärkten Hungergefühl kommt.

Diese angeblich ausgelöste „cephalische Insulinsekretion" wurde nur **vermutet** und **nicht wissenschaftlich belegt**. Unterdessen konnte mehrfach von führenden Medizinern und Ernährungsexperten, wie zum Beispiel von Härtel und Steiniger, wissenschaftlich nachgewiesen werden, dass Süßstoffe **keinerlei Einfluss** auf die Regulationsmechanismen von Insulinausschüttung, Hunger oder Appetit haben. Der Insulin- und der Blutzuckerspiegel verändern sich nach dem Verzehr von Süßstoffen nicht – weder sofort nach dem Essen noch während des Verdauungsprozesses. Zu den gleichen Ergebnissen kam auch Förster in seiner Studie über den Einfluss von Aspartam auf den Appetit.

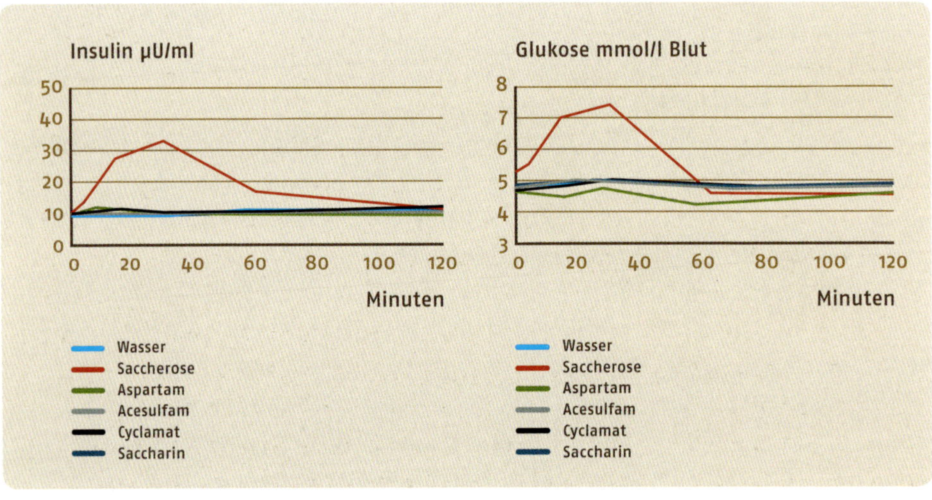

Quelle: Härtel B., Graubaum H.-J., Schneider B.; 1993, Ernährungs-Umschau

Sind Süßstoffe Allergieauslöser?

Immer wieder werden Süßstoffe mit Allergien in Verbindung gebracht. Alle Lebensmittel können allergieauslösende Substanzen enthalten, sofern sie Proteine, Peptide oder Aminosäuren enthalten. Ist das nicht der Fall, können sie pseudoallergische Reaktionen auslösen oder Menschen zeigen Unverträglichkeitsreaktionen.

Die häufigsten Lebensmittel, die zu einer Überreaktion des Immunsystems führen können, sind Milch, Eier und Nüsse. Allergische Reaktionen aufgrund von Zusatzstoffen sind extrem selten!

Bei Süßstoffen wurden bis jetzt keine allergischen Reaktionen beschrieben. Cyclamat wurde in Zusammenhang mit Photoallergien untersucht, nämlich ob durch Licht allergische Reaktionen ausgelöst werden können. Das konnte aber nicht bestätigt werden, was auch in verschiedenen Publikationen und wissenschaftlichen Studien dokumentiert wurde.

Süßstoffe in der Schwangerschaft und Stillzeit

Schwangere Frauen haben oft das Problem, dass sie viele Nährstoffe für das im Bauch wachsende Kind aufnehmen und trotzdem nicht zu viel an Gewicht zunehmen sollen. Die Mahlzeiten sollen also reich an Nährstoffen (Vitamine, Mineralstoffe) sein und trotzdem nicht allzu viele Kalorien besitzen.

Einige Schwangerschaftsberatungsstellen raten von Süßstoffen ab und lassen sich leider auch zu unseriösen Aussagen hinreißen, zum Beispiel: „Cyclamat war im Tierversuch sogar giftig." Das verunsichert Frauen, die Angst haben, mit dem Konsum von Süßstoffen ihrem Baby zu schaden.

Das Deutsche Diabetes-Zentrum in Düsseldorf beispielsweise findet die Verwendung von Süßstoff im Rahmen einer ausgewogenen Ernährung sinnvoll, Süßstoffe sollten aber nicht im Übermaß genossen werden (wie auch bei nicht schwangeren Personen). Ein Zuviel ist auch bei anderen Nahrungsbestandteilen nicht gut. So ist ja auch zu viel Fett schlecht, aber trotzdem sollte es nicht komplett weggelassen werden.

Die verschiedenen Süßstoffarten wurden auf ihre Gefährlichkeit für den Fötus untersucht. **Saccharin** wurde zwar von der Liste der krebsfördernden Substanzen gestrichen, aber es wird schwangeren Frauen trotzdem empfohlen, keine saccharinhaltigen Lebensmittel zu konsumieren, da es über die Plazenta zum Fötus gelangen kann und durch eine langsamere Verstoffwechslung sehr lange im ungeborenen Kind bleibt. Studien zeigten bislang allerdings kontroverse Ergebnisse. Tierversuche führten zu einer gesteigerten Blasenkrebsrate bei den Nachkommen. Eine Studie bei Menschen zeigte hingegen keine Verbindung zwischen einer frühen Exposition mit Saccharin und Blasenkrebs. Allerdings wird bei dieser Studie kritisiert, dass die Nachkommen nicht lange genug beobachtet wurden.

Bei Acesulfam-K, Aspartam, Sucralose und Neotam wurden ebenfalls Studien mit Tieren durchgeführt. Bei hohen Dosen von Acesulfam-K, Sucralose und Neotam ergaben sich **keine negativen Effekte** für den Fötus. Bei Aspartam wurden noch weitere Studien durchgeführt, um die Gefährlichkeit der Abbauprodukte von Aspartam (Methanol, Phenylalanin und Asparaginsäure) für den Fötus zu überprüfen. Die FDA folgerte aus den Studien, dass der Konsum von **Aspartam** während der Schwangerschaft sicher ist.

Gesamtheitlich gesehen können die oben genannten Süßstoffe innerhalb des ADI-Wertes von schwangeren Frauen konsumiert werden, ohne befürchten zu müssen, dass der Fötus Schaden nimmt.

Selbstverständlich muss Zucker nicht komplett vom Speisezettel verbannt werden. Es genügt, wenn Süßes (Mehlspeisen, Schokolade) und Limonaden nicht im Übermaß genossen werden.

Auch beim **Stillen** befürchten viele Mütter, dem Kind mit einer falschen Ernährung zu schaden. Süßstoffe sind aber auch für stillende Mütter unbedenklich, denn die ADI-Werte wurden so angelegt, dass sie auch Risikopersonen – in diesem Fall der stillenden Mutter und ihrem Baby – nicht schaden können.

Die Phase des Stillens ist allerdings die **denkbar schlechteste Zeit zum Abnehmen**, denn dabei werden gespeicherte fettlösliche Giftstoffe freigesetzt und können über die Milch vom Baby aufgenommen werden.

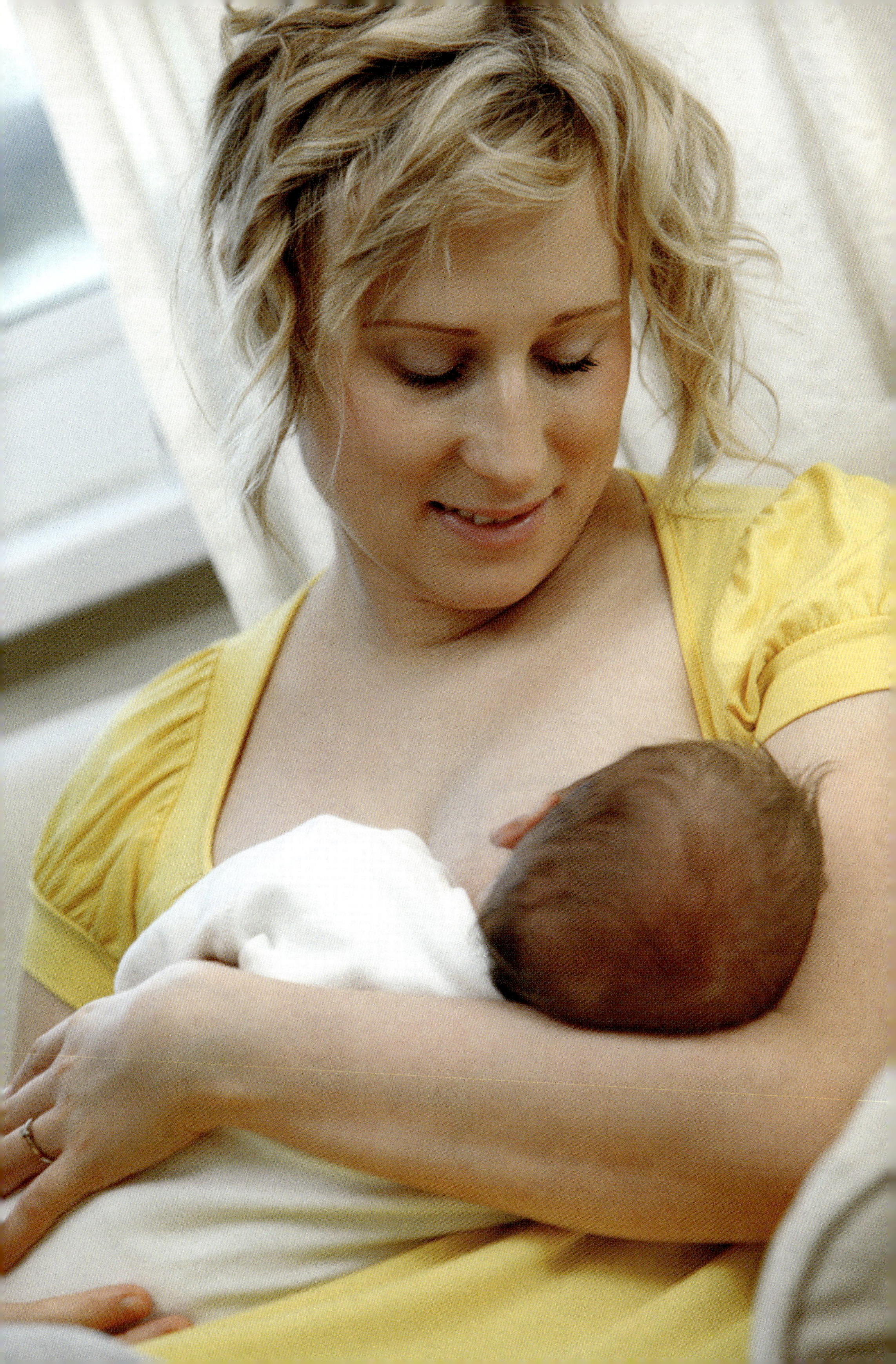

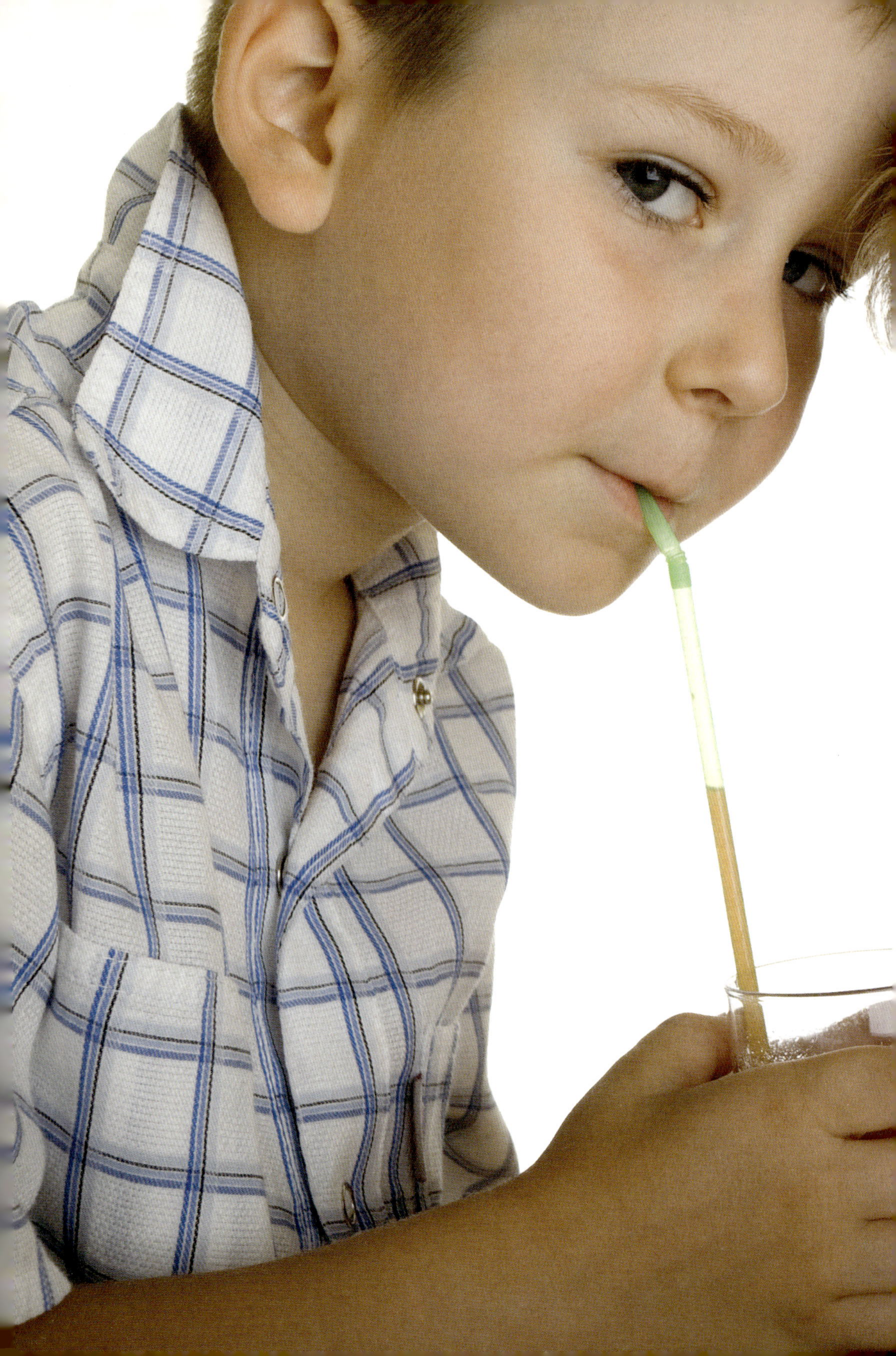

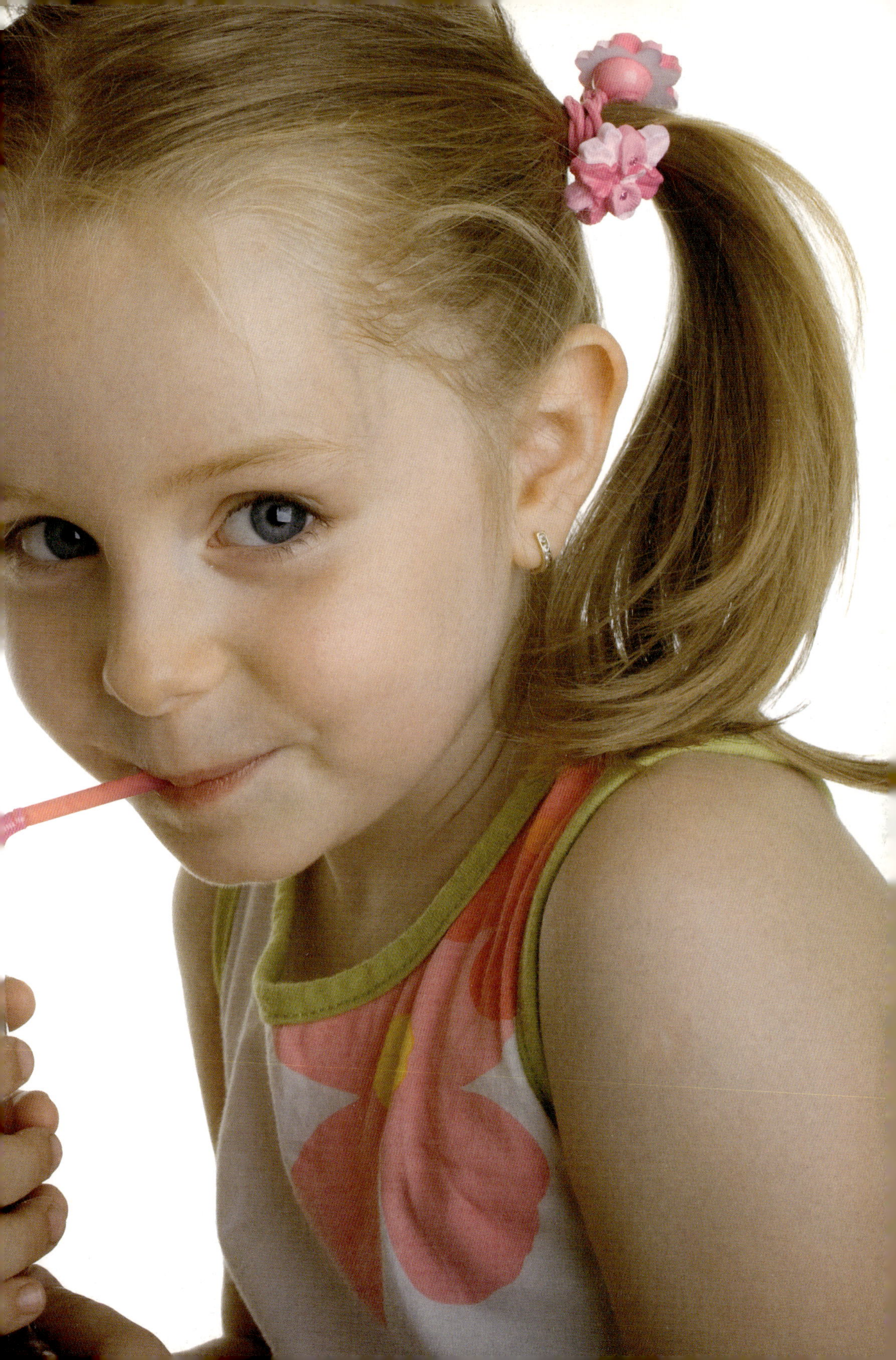

Süßstoffe und Kinder

Süßstoffe können auch Kindern nicht schaden. Wie schon mehrmals erwähnt, sind die ADI-Werte so angepasst worden, dass Risikogruppen (dazu gehören Kinder, Kranke, Schwangere und ältere Menschen) keiner Gefahr einer Überdosierung ausgesetzt sind. Um den Konsum von Limonaden und unverdünnten Fruchtsäften niedrig zu halten, sollten solche Getränke generell **nur zu den Mahlzeiten** getrunken werden, zwischendurch sind **Mineralwasser** oder **Leitungswasser** zu bevorzugen, da sie auch die optimalen Durstlöscher sind. Softdrinks, die mit Zucker gesüßt sind, sollten wie Bonbons oder Schokolade als Süßigkeiten gesehen und nur ab und zu konsumiert werden.

Da auch bereits Kinder an Übergewicht und Diabetes mellitus Typ 2 leiden, können ihnen Süßstoffe das Leben erleichtern, um nicht völlig auf Süßes verzichten zu müssen. Von einem Tag auf den anderen plötzlich gar nichts mehr von dem genießen zu können, was man über lange Zeit gerne gegessen und getrunken hat, fällt bereits Erwachsenen sehr schwer. Ein Rückfall zu den alten Verhaltensweisen kann so zumindest minimiert werden.

Erreichbare Zuckeräquivalente* im Rahmen der ADI-Werte

ADI-Wert pro kg Körpergewicht	Acesulfam-K (9 mg)	Aspartam (40 mg)	Cyclamat (7 mg)	Saccharin (5 mg)	Neohesperidin DC (5 mg)	Sucralose (15 mg)
Kleinkind (15 kg)	135 mg	600 mg	105 mg	75 mg	75 mg	225 mg
= Zuckeräquivalent	27 g	120 g	3,6 g	41 g	45 g	135 g
Kind (30 kg)	270 mg	1.200 mg	210 mg	150 mg	150 mg	450 mg
= Zuckeräquivalent	54 g	240 g	7,4 g	82 g	90 g	270 g
Kind (45 kg)	405 mg	1.800 mg	315 mg	225 mg	225 mg	675 mg
= Zuckeräquivalent	81 g	360 g	11 g	123 g	135 g	405 g
Erwachsener (70 kg)	630 mg	2.800 mg	490 mg	350 mg	350 mg	1.050 mg
= Zuckeräquivalent	126 g	560 g	17 g	193 g	210 g	630 g

* Der Begriff „Zuckeräquivalent" bezeichnet die Menge an Zucker, die eingesetzt werden muss, um dieselbe Süßkraft zu erzielen, wie sie die angegebene Süßstoffmenge erzeugt.

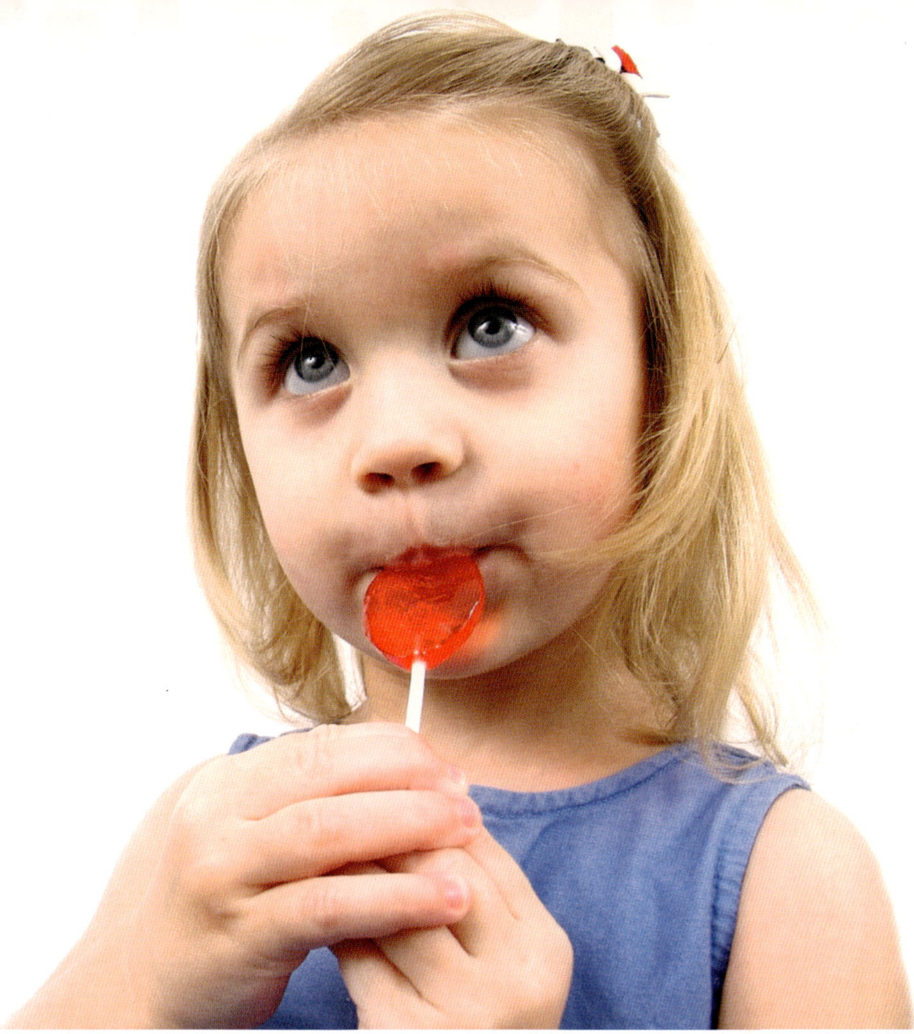

Mögliche positive Wirkungen?

In Studien mit Zellversuchen wurden auch positive Eigenschaften von Süßstoffen beobachtet, die nicht die Gewichtsreduktion betreffen. In einer Studie zur Untersuchung des **antioxidativen Potenzials** konnte eine hohe Reaktionsfähigkeit des Süßstoffes Neohesperidin-Dihydrochalcon (NHDC) gegenüber stabilen Radikalen nachgewiesen werden. Die Süßstoffe Acesulfam-K, Aspartam und Saccharin wurden in einer Studie zu Ernährungs- und Lifestylefaktoren im Zusammenhang mit einer **Stressblase** und Stressinkontinenz bei Frauen untersucht. Es wurde festgestellt, dass schwache Konzentrationen dieser Süßstoffe die Kontraktion des entscheidenden Muskels verstärken können.

Die wichtigsten Süßstoff-Mythen

1. *Süßstoffe sind krebserregend:* ***Falsch!***
2. *Süßstoffe sind gesundheitsschädlich:* ***Falsch!*** *(Bei Einhaltung der täglichen Höchstaufnahmemenge).*
3. *Süßstoffe beeinflussen die Insulinproduktion:* ***Falsch!***
4. *Süßstoffe nehmen Einfluss auf die Hunger-Sättigungs-Regulation und lösen Hunger oder Appetit aus:* ***Falsch!***
5. *Süßstoffe machen schlank:* ***Falsch!*** *Übergewichtige werden nicht durch, aber gegebenenfalls mit Süßstoffen schlanker.*
6. *Süßstoffe sind chemische Kunstprodukte:* ***Falsch!*** *Die Süßstoffe Aspartam, Thaumatin und Neohesperidin-Dihydrochalcon haben einen natürlichen Ursprung (Pflanzenteile) oder werden aus Eiweißbausteinen (Aminosäuren) hergestellt.*
7. *Süßstoffe sind Mastmittel für Tiere oder in solchen enthalten:* ***Falsch!***
8. *Süßstoffe sind teuer:* ***Falsch!*** *Im Vergleich zu Zucker ist Süßstoff unglaublich preiswert und wird daher reichlich von der Industrie eingesetzt.*
9. *Süßstoffe eignen sich nicht zum Backen:* ***Falsch!*** *Aber im Gegensatz zu Zucker liefern Süßstoffe keine Masse und unterstützen die Backeigenschaften von Teigen nicht.*
10. *Saccharin löst Blasenkrebs beim Menschen aus:* ***Falsch!*** *(Möglicherweise aber in Maximaldosis bei der Ratte.)*
11. *Süßstoffe sind gesund:* ***Falsch!*** *Süßstoffe sind bei Einhaltung der ADI-Werte sicher unschädlich, aber gesundheitsförderlich eher nicht, auch wenn sie beim Abnehmen helfen und die Diabetes-Therapie erleichtern können.*
12. *Süßstoffe lösen Blähungen und Durchfall aus:* ***Falsch!*** *Dafür sind Zuckeraustauschstoffe wie Isomalt, Sorbit, Xylit oder Mannit verantwortlich.*
13. *Der Hinweis „Enthält eine Phenylalaninquelle" bedeutet eine Gefahr:* ***Falsch!*** *Der Süßstoff Aspartam enthält den natürlichen Eiweißbaustein (die Aminosäure) Phenylalanin. Dieser Hinweis richtet sich an Personen, die unter der Stoffwechselerkrankung Phenylketonurie leiden.*
14. *Die Süßstoffindustrie ist gegen Stevia:* ***Falsch!*** *Sie vermarktet Stevia gerne als Süßstoff.*
15. *Stevia ist im Vergleich zu den anderen Süßstoffen ein Naturprodukt:* ***Falsch!*** *Stevia ist nicht der einzige Süßstoff pflanzlicher Herkunft und nur die unverarbeiteten Blätter sind naturbelassen. Stevia-Produkte wie Tropfen, Granulate und Tabletten sind wie Haushaltszucker und Süßstoff einem technischen Verarbeitungsprozess unterworfen.*

Fazit

Süßstoffe (ob künstlich oder natürlich) sind gute Ersatzstoffe für Zucker. Sie bieten Menschen, die an Diabetes leiden, oder Menschen mit Übergewicht die Möglichkeit, trotzdem ab und zu Süßes zu genießen, ohne die Menge an Kalorien aufzunehmen, die normalerweise in zuckerhaltigen Nahrungsmitteln enthalten sind.

Natürlich sollten nicht Unmengen an Süßstoffprodukten konsumiert werden, nur weil sie als besonders kalorienarm angepriesen werden. Sie haben zwar weniger Kalorien als vergleichbare Produkte mit Zucker, aber die restlichen Bestandteile liefern trotzdem noch Energie. Ein ausschweifender Konsum kann somit trotzdem zu Übergewicht führen oder zumindest das Abnehmen verhindern.

Die Gefährlichkeit bestimmter Süßstoffe konnte in zahlreichen Studien bislang nicht bestätigt werden. Das **Bundesinstitut für Risikobewertung** (BfR) schreibt dazu in einer Bewertung von Süßstoffen: „Die zugelassenen Süßstoffe sind ausführlich geprüft. Soweit vorhanden wurden auch Daten aus Human-Studien berücksichtigt. Einige Süßstoffe wurden auch nach der Zulassung weiter intensiv untersucht, so dass sich die genannten Expertengremien mit einzelnen Süßstoffen sogar mehrfach befasst haben."

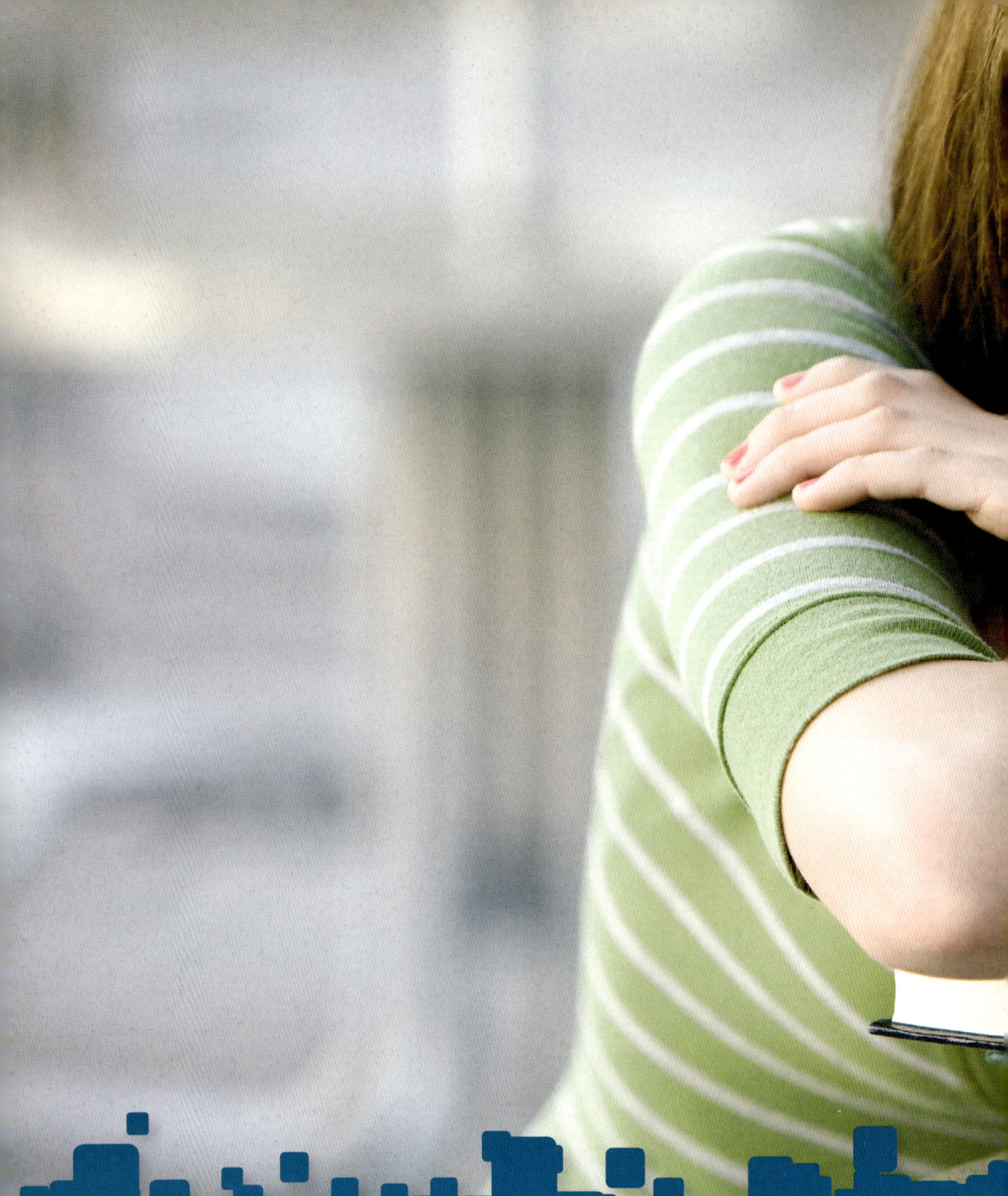

Süßstoffe w

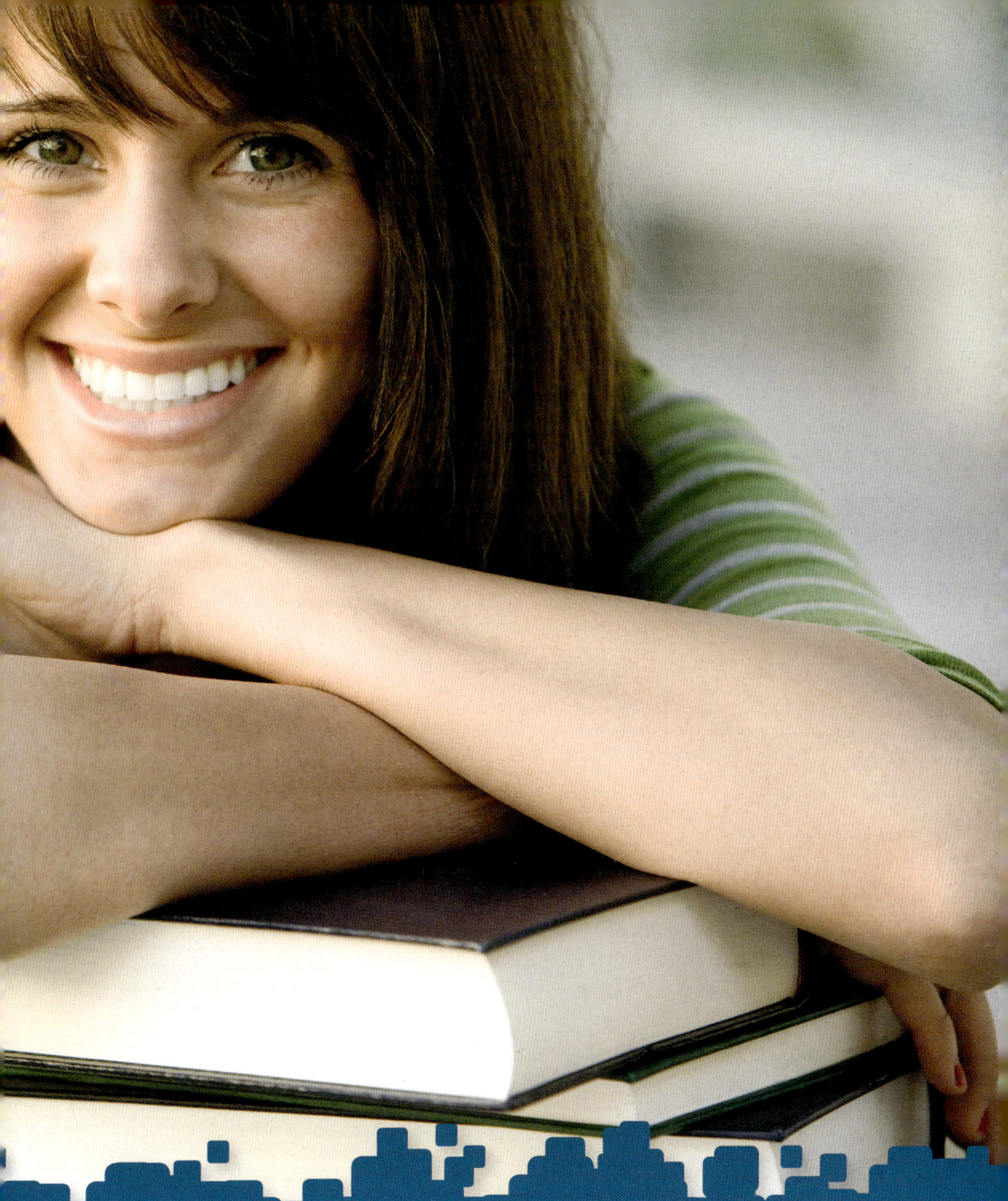

on A bis Z

Der Süßstoff Acesulfam-K (E 950)

Acesulfam-K ist eine Verbindung aus Kohlenstoff, Wasserstoff, Sauerstoff, Stickstoff, Schwefel und Kalium (darum das „K“ nach Acesulfam) und wird als Oxathiazinondioxid bezeichnet. Acesulfam-K wurde zufällig durch Clauß und Jensen in den 1970er-Jahren entdeckt. Bei ihren Experimenten gelangte eine kleine Menge dieser Substanz auf die Hand von Karl Clauß. Er leckte daran und bemerkte den süßen Geschmack. Damals waren diese Verbindungen eine neue Gruppe von süß schmeckenden Substanzen.

Die weißen Kristalle sind von **intensiv süßem Geschmack**, der auch beim Kochen und Backen stabil bleibt. Es ist circa 130- bis 200-mal süßer als Haushaltszucker (Saccharose), wird aber im Gegensatz zu diesem vom Körper nicht verwertet und liefert somit keine Energie. Der **ADI-Wert** beträgt **0–9 mg/kg Körpergewicht**. Acesulfam-K hat einen bitteren Nachgeschmack, der verzögert auftritt, dafür aber intensiver ist und länger anhält.

Acesulfam-K wird von der Lebensmittelindustrie separat oder in Kombination mit Aspartam bzw. anderen Süßstoffen zugesetzt. In zuckerhaltigen Kaugummis kommt Acesulfam-K als Geschmacksverstärker zum Einsatz.

Lebensmittel, denen Acesulfam-K zugesetzt wird:

- Energiereduzierte bzw. zuckerfreie Getränke ohne Alkohol
- Energiereduzierte bzw. zuckerfreie Süßwaren sowie Desserts
- Energiereduzierte bzw. zuckerfreie Brotaufstriche, Marmeladen, Konfitüren, Gelees
- Süßsaure Obst- und Gemüsekonserven
- Süßsaure Fisch-, Meeres- und Weichtierkonserven
- Feinkostsalate, Senf, Soßen
- Knabbererzeugnisse aus Getreide oder Nüssen
- Alkoholische Getränke

Darüber hinaus wird Acesulfam-K in Zahncremes, Mundwässern und Arzneimitteln verwendet.

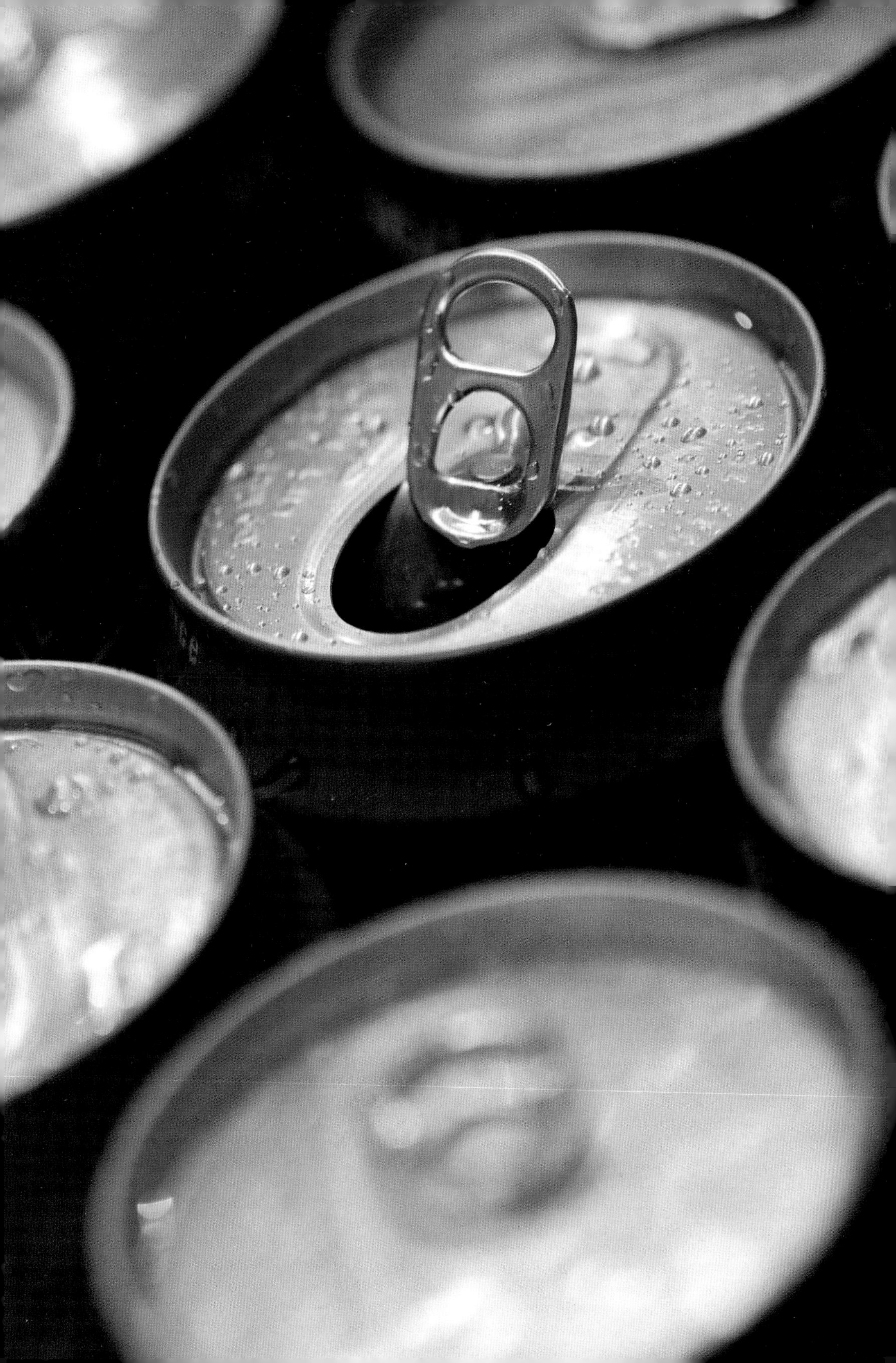

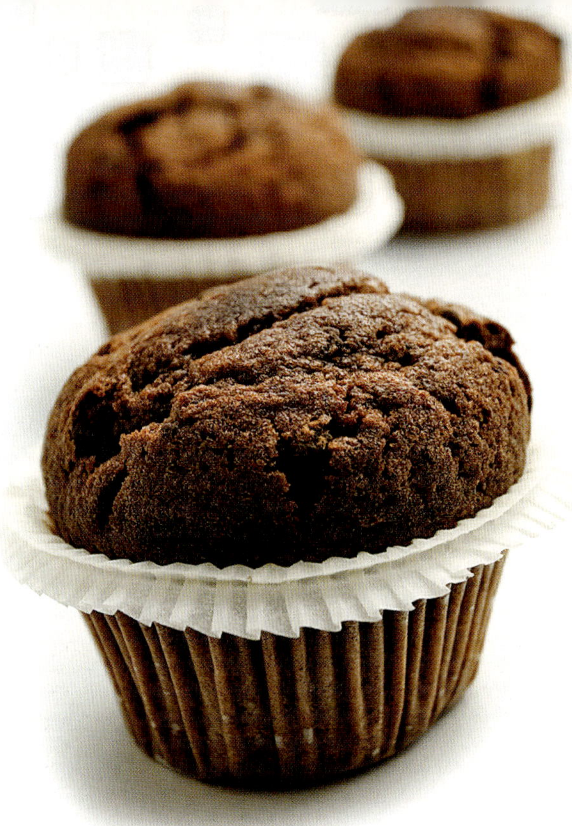

Der Süßstoff Alitam

Alitam ist ein wenig bekannter Süßstoff. Er zählt zur Gruppe der Dipeptide (das Molekül besteht nur aus zwei Aminosäuren, den Bausteinen der Proteine bzw. Eiweiße) und setzt sich aus den beiden Aminosäuren L-Asparaginsäure und D-Alanin zusammen.

Alitam wurde erstmals 1979 vom Pharmakonzern Pfizer hergestellt, besitzt eine intensive Süßkraft, die circa 2.000-mal höher ist als die der Saccharose (Haushaltszucker) und hat ebenfalls einen bitteren Nachgeschmack. Alitam ist als „non-nutritives Süßungsmittel" klassifiziert und in der Europäischen Union nicht als Süßstoff zugelassen. Die USA haben die Zulassung als Süßstoff wieder zurückgezogen zurückgezogen, aber in Australien, Neuseeland, Mexiko und China ist Alitam weiterhin als Süßstoff erlaubt. Es wird in diesen Ländern als Tafelsüße, in Desserts, in Milcherzeugnissen, in Backwaren, in Obstkonserven, in Süßwaren und in Kaugummis verwendet.

Alitam ist hitzebeständig und somit zum Backen und Kochen geeignet. Es liefert eine Energie von circa 4 kcal/g. Aufgrund der hohen Süßkraft muss nur eine sehr geringe Menge zugesetzt werden, sodass dieser Brennwert vernachlässigt werden kann.

Der Süßstoff Aspartam (E 951)

Der aus den natürlichen Eiweißbausteinen (Aminosäuren) gewonnene Süßstoff Aspartam ist ständig Kritik ausgesetzt, obwohl wissenschaftliche Studien eindeutig die Unbedenklichkeit des 1965 zufällig vom Chemiker James M. Schlatter entdeckten, praktisch kalorienfreien Süßstoffes nachweisen. Der Süßstoff ist weltweit zugelassen und in der Europäischen Union als Lebensmittelzusatzstoff mit der E-Nummer 951 deklariert. Es wurde ein ADI-Wert von 0–40 mg/kg Körpergewicht festgelegt.

Aspartam ist ein Dipeptid, besteht aus den beiden Eiweißbausteinen Asparaginsäure und Phenylalanin und ist auch unter den beiden Markennamen „Nutrasweet" oder „Candarel" bekannt. Bei der Herstellung wird der Methylester (findet man auch in vielen Obstsorten) des Phenylalanins verwendet, was die Herkunft des Methanols in Aspartam erklärt. Aspartam wird auch in Kombination mit anderen Süßstoffen (zum Beispiel mit Acesulfam-K) eingesetzt.

Die weißen Kristalle schmecken circa 200-mal süßer als Saccharose. Aspartam verliert bei langer Lagerung, großer Hitze und bei Zusammentreffen mit Säuren an Süßkraft und ist daher nicht so gut zum Kochen und Backen geeignet wie hitzestabile Süßstoffe. Es ist im Handel als Tafelsüße, aber auch als Streusüße erhältlich (allerdings mit dem Vermerk: „Nicht zum Backen geeignet").

Da der Süßstoff vom Körper verwertet und verstoffwechselt wird, liefert Aspartam eine Energie von 4 kcal/g. Es wird aber nur in sehr geringen Mengen eingesetzt, da es sehr süß ist, und leistet somit keinen nennenswerten Beitrag zur Gesamtenergieversorgung.

Bei der Metabolisierung im Körper zerfällt Aspartam in seine Bausteine Asparaginsäure (40 %), Phenylalanin (50 %) und Methanol (10 %). Die beiden Aminosäuren werden genauso verstoffwechselt und abgebaut wie Aminosäuren aus anderen Eiweißquellen. Methanol wird über den üblichen Stoffwechselweg abgebaut – seine Abbauprodukte werden nicht, wie öfter behauptet wird, im Körper akkumuliert.

Aspartam hat auch geschmacksverstärkende Eigenschaften bei Zitrus- und Fruchtaromen und wird daher gerne in Kaugummis eingesetzt, um die Aromen zu verstärken.

Eingesetzt wird Aspartam in folgenden Lebensmitteln:

- Zuckerfreie Getränke
- Desserts
- Süßwaren
- Brotaufstriche, Marmeladen, Konfitüren, Gelees
- Obst- und Gemüsekonserven
- Süßsaure Fisch-, Meeres- und Weichtierkonserven
- Knabbererzeugnisse aus Getreide oder Nüssen
- Alkoholische Getränke

Aspartam-Gerüchte halten sich hartnäckig

Besonders beim Süßstoff Aspartam weichen Wissenschaft und Behauptungen extrem voneinander ab. Es gibt scheinbar Menschen und Institutionen, die es sich zum Lebensinhalt gemacht haben, gegen Aspartam zu sein und seriöse wissenschaftliche Quellen strikt zu ignorieren. Sie machen lieber Wissenschaft durch Behauptung und schaden damit dem Verbraucher, der regelrecht Angst vor Aspartam bekommt. Im Internet kann man zum Thema Aspartam immer wieder unseriöse Berichte finden.

Das „Zentrum der Gesundheit" (www.zentrum-der-gesundheit.de) beispielsweise führt eine Liste von Symptomen an, die durch Aspartam ausgelöst werden sollen: Gewichtszunahme, Muskelschwund, Gehirntumor, Gedächtnisverlust, geistige Behinderung, Schwindelanfälle, Geburtsfehler. Die FDA („Food and Drug Administration") soll über die Gefährlichkeit von Aspartam Bescheid gewusst haben und zur Veröffentlichung der Symptome gezwungen worden sein. Des Weiteren soll die Aminosäure Phenylalanin (ein Bestandteil von Aspartam) nicht nur bei Personen, die unter Phenylketonurie leiden, Symptome auslösen, sondern auch bei gesunden Menschen bei einer Überdosierung zu einer Schädigung des Gehirns führen.

Selbstverständlich würde kein Süßstoff zugelassen, der solche Symptome oder Krankheiten verursacht. Selbst nach der Zulassung würde sofort die Verkehrsfähigkeit entzogen, wenn auch nur der Verdacht auf eines dieser Symptome oder eine der genannten Krankheiten bestehen würde. In der Vergangenheit sind immer wieder Zusatzstoffe wegen bedenklicher Nebenwirkungen nicht zur Marktreife gelangt oder sofort nach dem Vorliegen von Hinweisen bezüglich der Verträglichkeit aus dem Handel genommen worden.

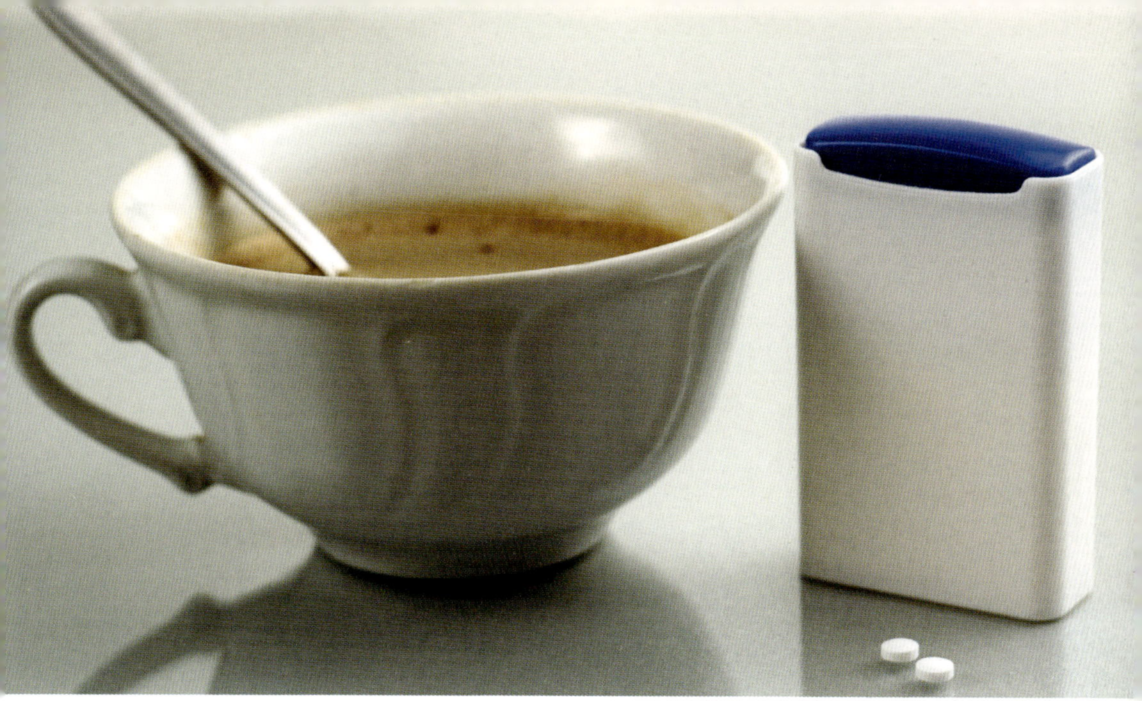

Das SCF („Scientific Committee on Food“ der Europäischen Union) überprüfte mehr als 500 Publikationen aus den Jahren 1988 bis 2001. 2002 publizierte sie, dass es aufgrund der überprüften Studien keinen Hinweis auf mögliche Risiken im Zusammenhang mit Aspartam gibt und der ADI-Wert nicht verändert werden muss.

Die EFSA („European Food Safety Authority“) publizierte 2006 ebenfalls einen Bericht über die Sicherheit von Aspartam. Der Auslöser war eine Publikation der Rammazzini Foundation in Bologna (Italien) im Juli 2005, wonach Aspartam bei Raten Tumore auslöse. Die EFSA kritisierte die Art der Studie und kam ebenfalls zum Schluss, dass der ADI-Wert nicht verändert werden muss.

An der „University of Hawaii at Manoa“ (www.ctahr.hawaii.edu/oc/freepubs/pdf/FST-3.pdf) fasste man die Kritikpunkte zusammen und entkräftete Punkt für Punkt die Behauptungen über vermeintlich durch Aspartam verursachte Symptome bzw. Krankheiten.

Als die FDA 1981 die Verwendung von Aspartam genehmigte, bewiesen mehr als 100 toxikologische Studien die Sicherheit dieses Süßstoffes. Auch nach der Marktzulassung wurden und werden immer noch viele Studien durchgeführt, um die zahlreichen Symptome, die Aspartam auslösen soll, zu überprüfen. Bisher liegen keine Studien vor, die negative Wirkungen von Aspartam nachweisen.

Der ADI-Wert für Aspartam beträgt 0–40 mg/kg Körpergewicht. Um diesen Wert zu überschreiten, müsste ein Erwachsener mit 70 Kilogramm Körpergewicht lebenslang mehr als 26,5 Liter Cola light täglich trinken. Die FDA erlaubt sogar eine tägliche maximale Aufnahmemenge von 50 Milligramm Aspartam, was der täglichen Aufnahme von 358 Aspartam-Süßstofftabletten entsprechen würde.

Was hat es mit Phenylalanin nun genau auf sich?

Auf Getränken, die mit Aspartam gesüßt sind, findet man immer den Hinweis „Enthält eine Phenylalaninquelle". Dieser Hinweis gilt für Personen, die an Phenylketonurie leiden.

Was versteht man unter Phenylketonurie? Die Erkrankung zählt zu den häufigsten angeborenen Stoffwechselerkrankungen. Es handelt sich um eine Störung der Umwandlung der Aminosäure Phenylalanin (ein Bestandteil von Aspartam) in Tyrosin, wodurch sich Phenylalanin im Körper der Patienten ansammelt. Phenylketonurie wird vererbt, wenn beide Elternteile diesen Gen-Defekt tragen. Betroffene müssen darauf achten, nicht zu viel Eiweiß – genauer Phenylalanin – aufzunehmen, da in jedem eiweißhaltigen Lebensmittel auch Phenylalanin enthalten ist.

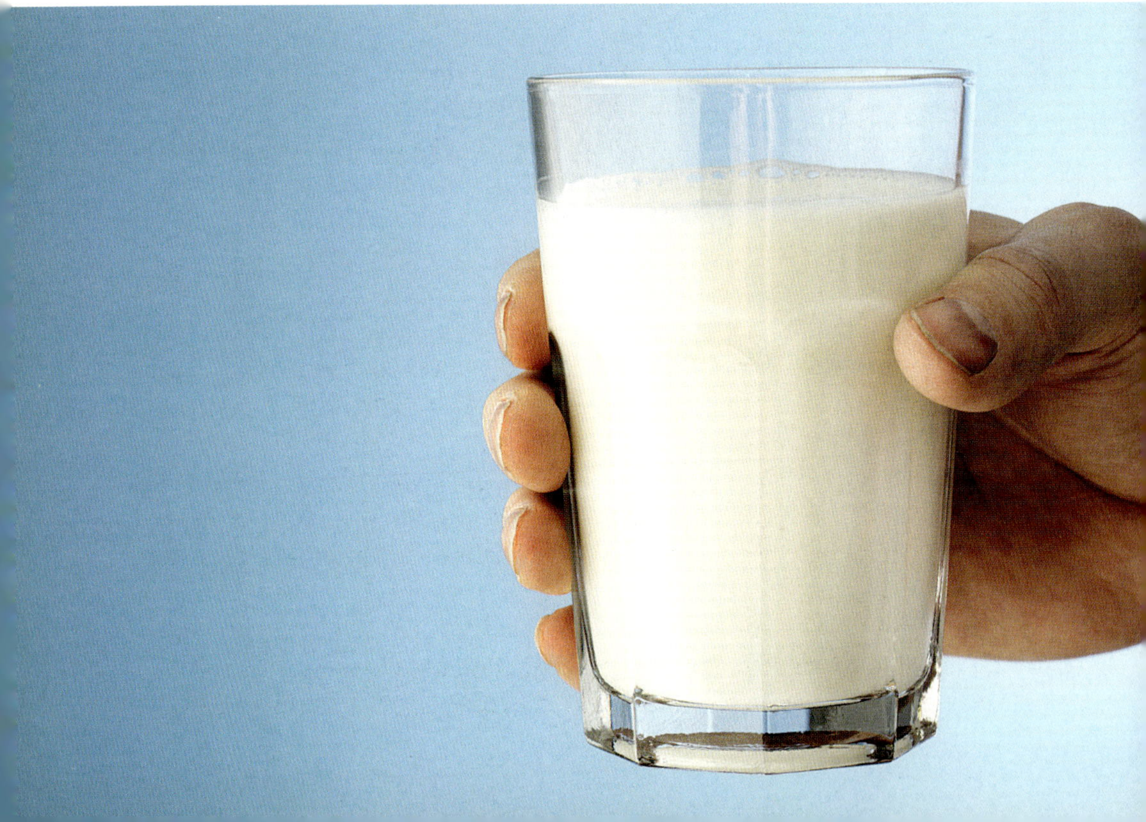

Phenylalanin ist also nicht nur in mit Aspartam gesüßten Lebensmitteln enthalten, sondern auch in Fleisch, Wurst, Fisch, Milch- und Getreideprodukten (teilweise sogar in viel höheren Konzentrationen). Diese Produkte sind also tabu für Menschen mit Phenylketonurie.

Normalerweise wird überschüssiges Phenylalanin im gesunden Organismus mithilfe des Enzyms Phenylalanin-Hydroxylase zu der Aminosäure Tyrosin abgebaut. Bei der Phenylketonurie fehlt dieses Enzym gänzlich oder teilweise und es kommt zu einer hohen Konzentration im Blut, weil kein Abbau stattfinden kann. In den ersten Lebensjahren führt ein ständig erhöhter Phenylalanin-Blutspiegel in den meisten Fällen zu mentaler und teilweise körperlicher Fehlentwicklung. Unbehandelte Kinder weisen schwere geistige Defekte, epileptische Anfälle, Hypertonie der Muskeln, Hirnkleinwuchs, Pigmentstörungen auf der Haut, ekzemähnliche Hautveränderungen, allgemeine Übererregbarkeit und einen unangenehmen Geruch auf. Diese Erkrankung ist nicht heilbar, aber mit strenger Diät sehr gut behandelbar.

Phenylalanin führt bei gesunden Personen zu keinem dieser Symptome.

Der zweite Bestandteil: Die Asparaginsäure

Asparaginsäure ist eine nicht essenzielle Aminosäure, das heißt, dass unser Körper diese Aminosäure selbst herstellen kann. Sie ist ein wichtiges Ausgangsprodukt bei der Bildung von Nukleinsäuren, den Bausteinen der DNA, ein wichtiger Neurotransmitter im Gehirn und im Harnstoffzyklus beteiligt. Ist zu wenig Asparaginsäure vorhanden, wird sie im Körper aus Oxalacetat neu gebildet. Ist zu viel vorhanden, wird sie zu Fumarsäure (oder Fumarat) abgebaut und liefert Energie.

Das beim Abbau entstehende Methanol

Beim Abbau von Aspartam im Körper bildet sich auch Methanol, das einen weiteren Kritikpunkt darstellt. Wie schon erwähnt, geht Phenylalanin bei der Synthese von Aspartam als Methylester in die Reaktion ein. Beim Abbau im Körper werden die beiden Aminosäuren voneinander getrennt und das Methanol wird vom Phenylalanin abgespalten. Über zwei Oxidationsschritte wird aus Methanol zunächst Formaldehyd und danach Ameisensäure gebildet. Ameisensäure wird schließlich zu Kohlendioxid (CO_2) und Wasser (H_2O) abgebaut und ausgeschieden.

Methanol, Formaldehyd und Ameisensäure gelten als giftig und können vor allem bei chronischer Exposition von höheren Mengen zu schweren

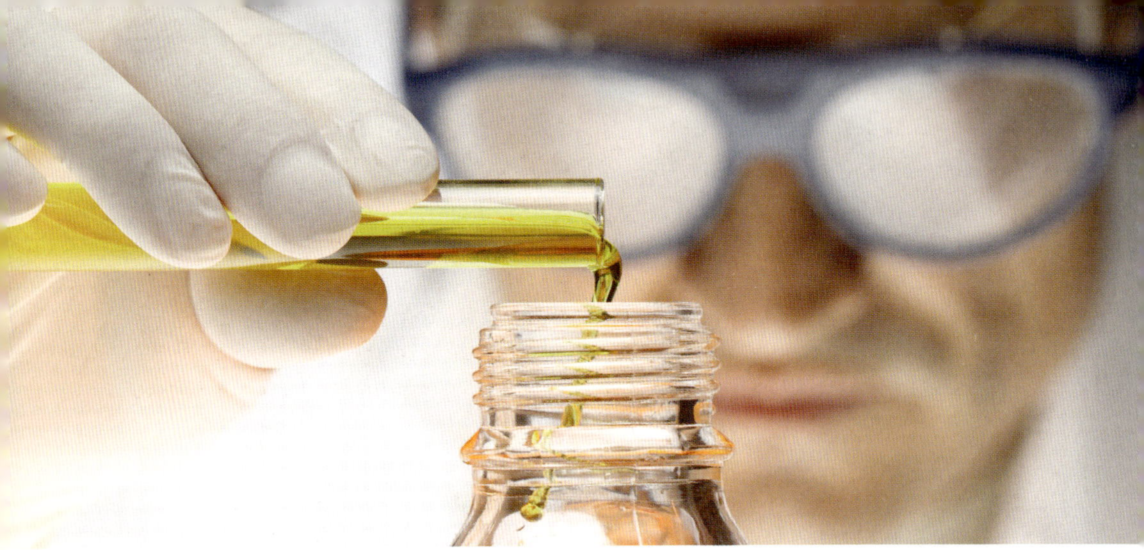

gesundheitlichen Schäden führen. Experten streiten sich darüber, ob das Methanol selbst giftig ist oder nur die beiden Folgeprodukte von Methanol giftig sind. Die Gefährlichkeit von Methanol ist dosisabhängig: Große Mengen an Methanol können zu akuten Vergiftungserscheinungen führen. Als unbedenklich gelten Dosen unter 0,1 g Methanol pro kg Körpergewicht. Bei der Herstellung verschiedener Alkoholika (Ethanol, wie Wein, Liköre usw.) sind in der EU daher Grenzwerte für Methanol festgelegt worden, da bei der Produktion auch Methanol entsteht.

Die nachstehende Tabelle zeigt den Gehalt von Phenylalanin, Asparaginsäure und Methanol in mit Aspartam gesüßten Getränken und anderen Lebensmitteln.

Lebensmittel oder Getränk	Phenylalanin	Asparaginsäure	Methanol
Mit Aspartam gesüßtes Getränk (12 oz*)	90 mg	72 mg	18 mg
Gekochtes Ei	334 mg	632 mg	–
Banane (mittelgroß)	58 mg	146 mg	21 mg
Orangensaft (12 oz)	24 mg	180 mg	23 mg
Apfelsaft (12 oz)	–	–	29 mg
Tomatensaft (12 oz)	58 mg	346 mg	107 mg

* 12 oz = 375 ml

Quelle: The Truth about Aspartame; Bernadene Magnuson and Mark A. Kantor; Nutrition and Food Science, College of Agriculture and Natural Resources, University of Maryland; 2008; Zugriff am 06.05.2010

Der Süßstoff Aspartam-Acesulfam-Salz

Wie schon der Name vermuten lässt, ist Aspartam-Acesulfam-Salz eine Mischung aus 64 % Aspartam und 36 % Acesulfam und ist circa 350-mal süßer als Zucker. Im Verdauungstrakt werden die beiden Süßstoffmoleküle voneinander getrennt, wobei Aspartam vom Körper verwertet wird und Acesulfam unverändert über die Nieren ausgeschieden wird. Verwendet wird der Süßstoff in derselben Weise wie Aspartam oder Acesulfam-K.

Der ADI-Wert für diesen Süßstoff setzt sich aus den bereits festgelegten ADI-Werten seiner Bestandteile Aspartam und Acesulfam zusammen und beträgt 15–40 mg/kg Körpergewicht.

Folgende Produkte können mit Aspartam-Acesulfam-Salz versetzt werden:

- Süßstofftabletten
- Streusüße
- Kaugummi
- Süßigkeiten
- Desserts
- Instant-Pulver-Getränke
- Schokolade
- Funktionelle Lebensmittel
- Pharmazeutische Produkte

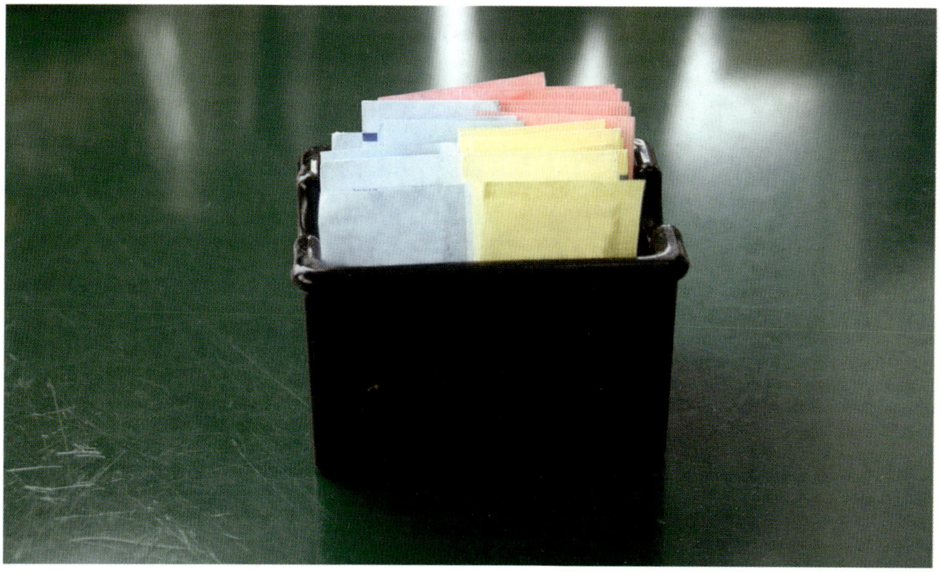

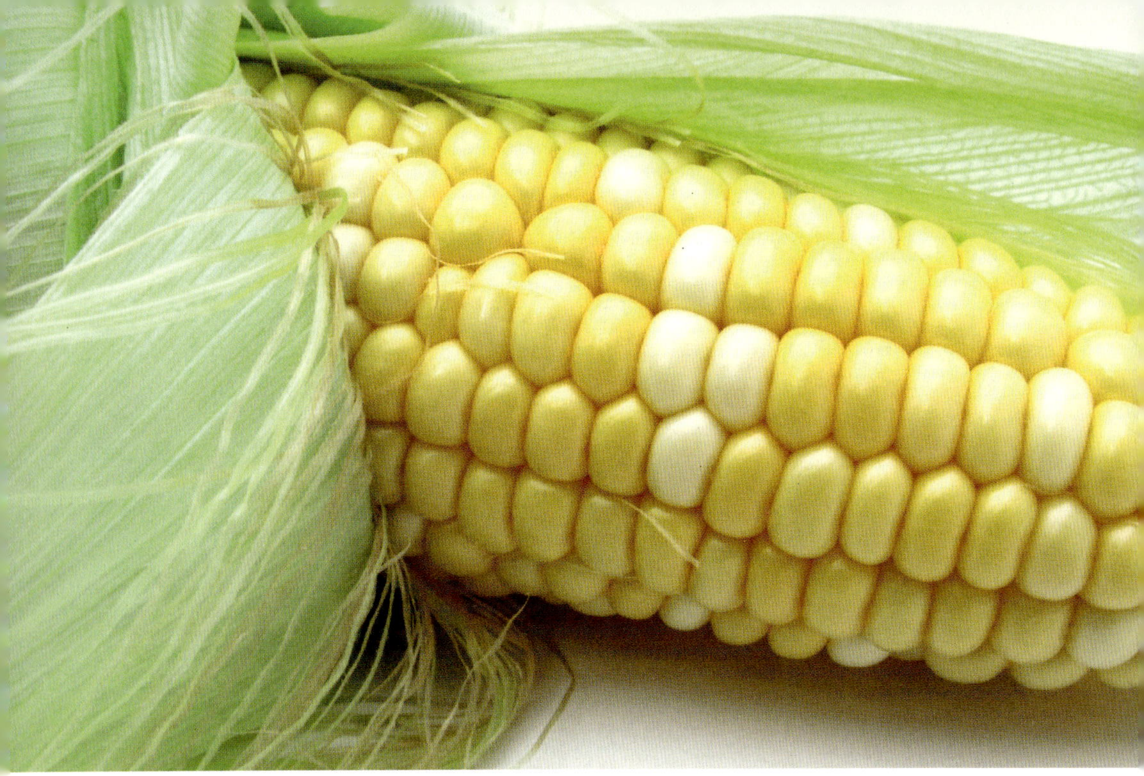

Der Süßstoff Brazzein

Brazzein ist ein natürlich vorkommender Süßstoff, der schätzungsweise eine 2.000-mal stärkere Süßkraft besitzt als Saccharose. Der Süßstoff wurde 1994 aus Früchten der in Westafrika beheimateten Pflanze Pentadiplandra brazzeana isoliert, die von den westafrikanischen Einwohnern schon lange als Süßungsmittel verwendet wird.

Brazzein ist ein Protein und kein Kohlenhydrat und liefert eine Energie von circa 4 kcal/g. Wie bei allen Süßstoffen, die Energie liefern, kann der Brennwert aber aufgrund der geringen Menge, die eingesetzt werden muss, vernachlässigt werden. Brazzein wurde zuerst von Professor Bengt G. Hellekant und dessen Doktoratsstudenten Ding Ming von der „University of Wisconsin-Madison“ isoliert. Die „Wisconsin Alumni Research Foundation“ erhielt die Patentrechte. Kommerziell kann Brazzein aus genetisch modifiziertem Mais gewonnen werden. Eine Tonne Mais enthält circa ein Kilogramm Brazzein. Auch Pentadin, eine weitere süß schmeckende Substanz, kann aus diesen Früchten isoliert werden.

Der Süßstoff Curculin

Curculin, ein Protein, wird aus der Pflanze Curculigo latifolia gewonnen und ist somit ein natürlicher Süßstoff. Es ist 550-mal so süß wie Saccharose. Es hat zusätzlich geschmacksmodifizierende Eigenschaften, wobei es einen sauren Geschmack in einen süßen Geschmack umwandelt. Derzeit gibt es keine Substanz, die gleichzeitig süß schmeckt (allerdings hält der süße Geschmack nur wenige Minuten an) und den Geschmack modifizieren kann. Entdeckt wurde Curculin 1990 in einer Pflanze aus Malaysia.

Der Süßstoff Cyclamat (E 952)

Cyclamat (Cyclohexylsulfaminsäure) wurde 1937 entdeckt und ist ein nicht-kalorischer – also kalorienfreier – Süßstoff, der 30- bis 50-mal süßer ist als Saccharose. Es ist in Form von Natrium- oder Kalzium-Cyclamat sehr stabil und gut löslich. Hergestellt wird es durch chemische Reaktionen aus Cyclohexylamin und Amidosulfonsäure.

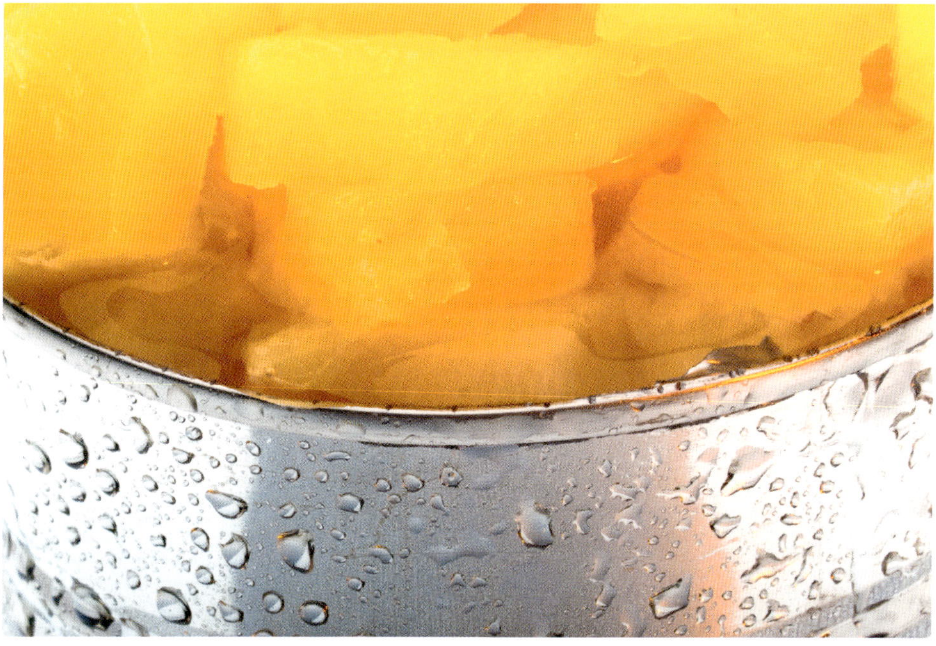

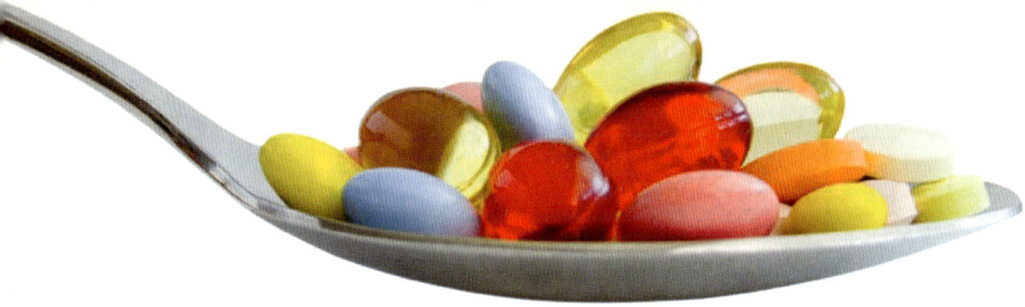

Cyclamat wurde 1951 auf den Markt gebracht, nachdem es in den USA von der „Food and Drug Administration" (FDA) geprüft worden war. Als 1970 ein Bericht auftauchte, dass Natrium-Cyclamat bei Ratten zu erhöhten Blasenkrebsraten führte, wurde Cyclamat als Süßstoff in zahlreichen Ländern, wie Großbritannien und den USA, verboten. Im Folgenden wurde die Karzinogenität von Cyclamat durch zahlreiche Institutionen wie das „Cancer Assessment Committee" (CAC), das „National Research Council Committee" (NAS-NRC, 1985), das „FAO/WHO Joint Expert Committee on Food Additives" (JECFA) und durch das „Scientific Committee on Food" (SCF) der Europäischen Union untersucht. Dabei konnte keine krebserregende Wirkung von Cyclamat festgestellt werden. Auch weitere Untersuchungen ergaben keine gesundheitsschädigenden Wirkungen. In der EU wurde Cyclamat 1991 zugelassen, wodurch die Verbote in Großbritannien und Frankreich hinfällig geworden sind.

Man ermittelte einen ADI-Wert von 11 mg/kg Körpergewicht, der im März 2000 auf 0–7 mg/kg Körpergewicht gesenkt wurde. Der Grund für die Anpassung war, dass Cyclamat eine höhere Umsetzungsrate im Körper zeigte, als bisher angenommen wurde. Für Kaugummi und Speiseeis wurde der Einsatz von Cyclamat verboten.

Kombiniert mit anderen Süßstoffen ergibt sich ein synergistischer Effekt, sodass die beiden Süßstoffe insgesamt süßer schmecken, als man sich durch eine Aufsummierung der individuellen Süßungsmittel erwarten würde.

Cyclamat ist nur für bestimmte Lebensmittel zugelassen:

- Energiereduzierte bzw. zuckerfreie Getränke
- Energiereduzierte bzw. zuckerfreie Desserts
- Energiereduzierte bzw. zuckerfreie Brotaufstriche, Konfitüren, Marmeladen, Gelees
- Energiereduzierte bzw. zuckerfreie Obstkonserven
- Nahrungsergänzungsmittel

Darüber hinaus wird Cyclamat in der kosmetischen Industrie und bei der Herstellung von Arzneimitteln eingesetzt.

Der Süßstoff Dulcin

Dieser Süßstoff ist 250-mal süßer als Zucker und wurde bereits 1884 durch Joseph Berlinerbau entdeckt – nur fünf Jahre nach dem Saccharin. Die Massenproduktion von Dulcin begann erst sieben Jahre später.

Dulcin war im 20. Jahrhundert ein sehr wichtiger Süßstoff und hatte einen entscheidenden Vorteil gegenüber Saccharin: Es besaß keinen bitteren Nachgeschmack.

Frühere medizinische Untersuchungen ergaben keine Gesundheitsgefährdung für den Konsumenten. Es wurde aber 1954 vom Markt genommen, als Tierversuche doch unspezifische karzinogene Eigenschaften zeigten.

Der Süßstoff Hernandulcin

Diese süß schmeckende Substanz wurde aus den Blättern und Blüten der Lippia dulcis (auch: „Aztekisches Süßkraut"), einer in Mittel- und Südamerika beheimateten Pflanze, isoliert. Es ist kein Kohlenhydrat oder Peptid, sondern ein Sesquiterpen (gehört zu der sehr großen Gruppe der Terpene, die in der Natur vorkommen und zum Beispiel in Pflanzen Hauptbestandteil der ätherischen Öle sind).

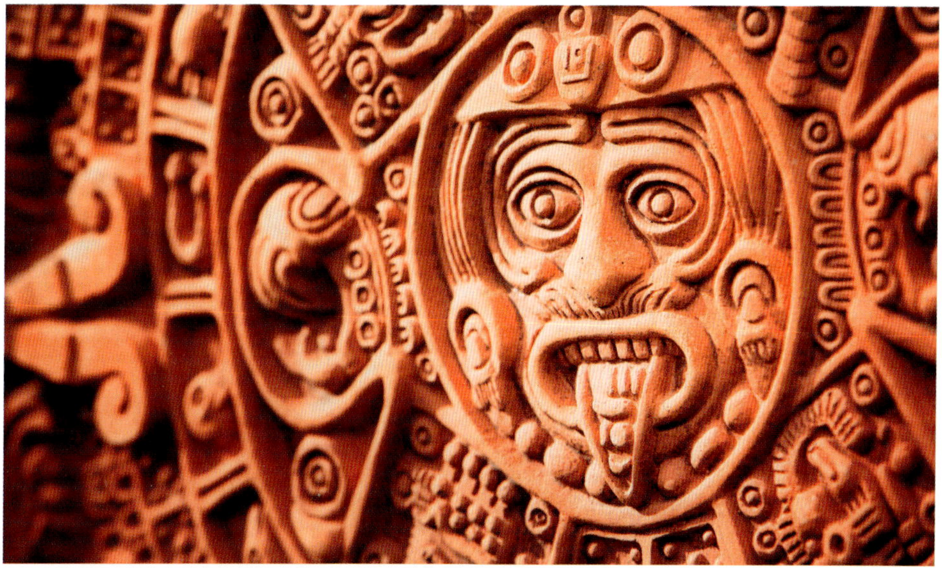

Der circa 1.000-mal süßer als Saccharose schmeckende Süßstoff wurde nach dem Physiker Francisco Hernandez benannt, der die Pflanze im 16. Jahrhundert entdeckte. Unter den Azteken war die Pflanze schon länger bekannt. Erste toxikologische Untersuchungen wurden schon durchgeführt und es wurde bereits als potenziell non-kalorischer Süßstoff patentiert. Ob es je zu einer Zulassung am Markt kommen wird, ist nicht sicher. Einerseits braucht es sicherlich noch mehr Untersuchungen über mögliche gesundheitsschädliche Wirkungen. Andererseits hat dieser Süßstoff entscheidende Nachteile: Hernandulcin ist nicht kochfest, schlecht löslich und hat einen bitteren Nachgeschmack.

Der Süßstoff Lugdunam

Der Süßstoff mit der stärksten Süßkraft ist derzeit Lugdunam, das 230.000-mal süßer ist als Saccharose! Diese süß schmeckende Substanz gehört zu den Guanidinessigsäuren. Auch die Derivate von Lugdunam haben eine extrem hohe Süßkraft (Carrelam: 200.000, Sucrononat: 200.000, Bernardam: 188.000, Sucrodiphenat: 170.000, Sucrooctat: 162.000). Im Englischen werden diese Verbindungen auch unter dem Begriff „Guanidine Sweeteners" zusammengefasst.

Vermutlich werden diese Substanzen nie als Süßstoffe zugelassen, da die mögliche Toxizität eine große Unsicherheit darstellt.

Der Süßstoff Mabinlin

Das ist ein natürlicher Süßstoff und wird aus dem Samen des Mabinlang (Capparis masaikai), einer chinesischen Pflanze aus der Provinz Yunnan, gewonnen. Mabinlin wurde 1983 erstmals isoliert, 1993 charakterisiert und ist ein Protein, das circa 400-mal süßer ist als Saccharose. Es hat die höchste bekannte Thermostabilität unter den süßen Proteinen und ist somit koch- und backfest. Andere Proteine, wie zum Beispiel Aspartam, werden beim Erhitzen in ihre Bestandteile (Aminosäuren) zerlegt und daher zerstört.

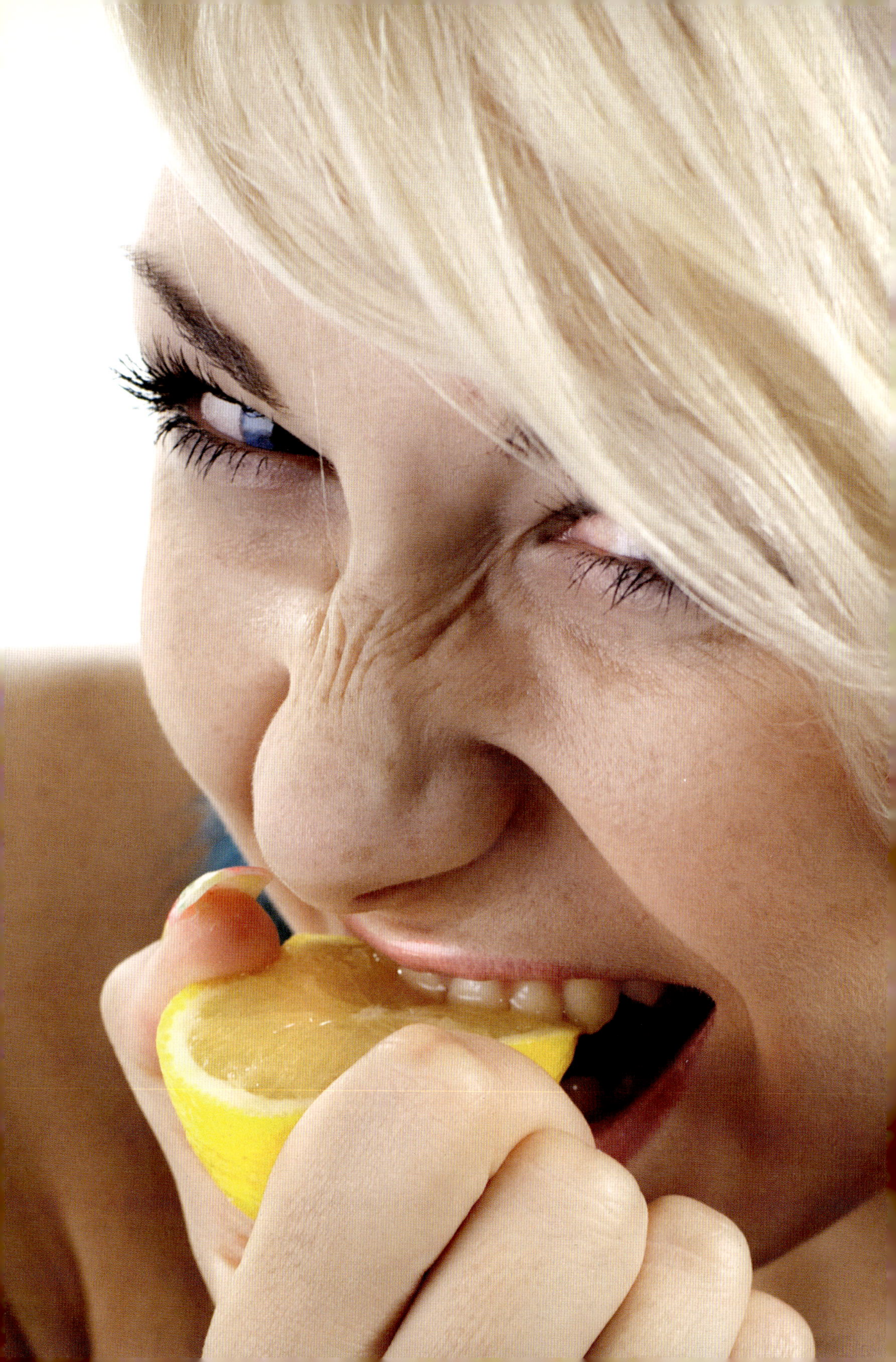

Der Süßstoff Miraculin

Miraculin ist ein Glycoprotein aus den Früchten der Wunderbeere, die auf einer Staude im tropischen Westafrika wachsen. Die roten Früchte haben die ungewöhnliche Eigenschaft, einen sauren Geschmack in süßen Geschmack umzuwandeln, sind aber selbst geschmacklos. Eine Zitrone schmeckt beispielsweise so süß wie eine Orange, wenn man sie gleichzeitig mit den Beeren zerkaut. Die tropische Pflanze ist schwer zu kultivieren und daher wird Miraculin momentan noch nicht im großen Stil vermarktet. Man arbeitet aber daran, Miraculin als Süßstoff für Diabetiker einzusetzen.

Im Internet findet man den Süßstoff bereits in Form von Tabletten. Man kann sie zusammen mit sauren Lebensmitteln kauen, wodurch sich der saure Geschmack in einen süßen Geschmack umwandelt.

Der Süßstoff Mogrosid

Mogrosid ist ein Inhaltsstoff der Früchte des Luo Han Guo (Siraitia grosvenori), einer zu den Kürbisgewächsen zählenden Pflanze, die in China beheimatet ist.

Die Frucht ist wegen ihres süßen Geschmacks bekannt. Im südlichen China wird sie schon lange in der traditionellen chinesischen Medizin gegen Husten und entzündeten Rachen verwendet. Die Früchte werden grün geerntet. Die frischen Früchte besitzen einen unangenehmen Geschmack und werden deshalb langsam getrocknet. Unglücklicherweise bildet sich beim Trocknungsvorgang ein Bittergeschmack aus. Man findet in den chinesischen Läden hauptsächlich (auch aus Gründen der besseren Haltbarkeit) getrocknete und zu Pulver zermahlene Früchte.

Die Früchte enthalten das Mogrosid, das zu den Triterpen-Glykosiden gehört, die auch als Saponine bezeichnet werden und im Wasser einen seifenartigen Schaum ausbilden.

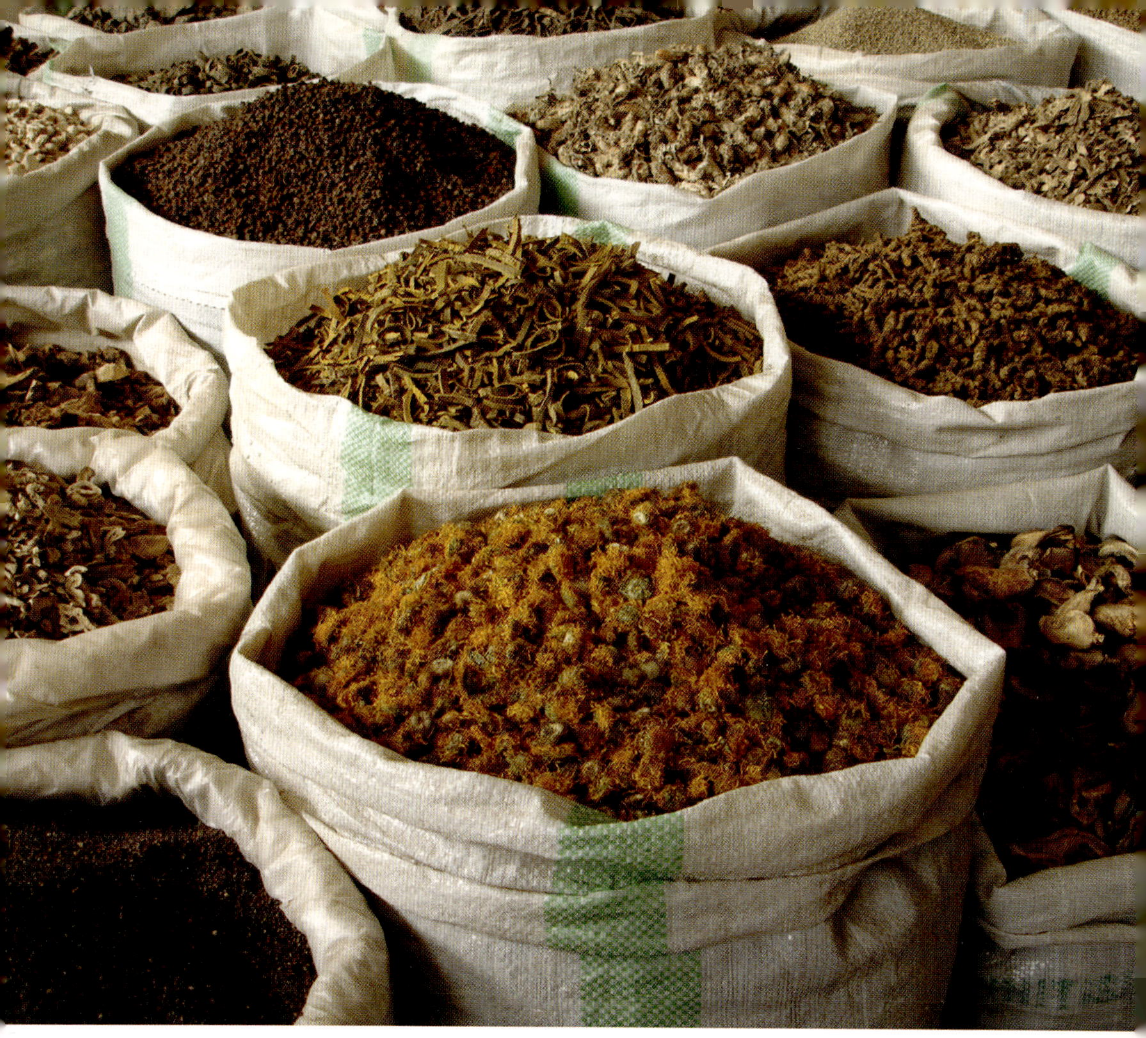

Es finden sich verschiedene Mogroside in der Frucht, die der Einfachheit halber nur durchnummeriert wurden (Mogrosid 1 bis Mogrosid 5). Am häufigsten findet man das Mogrosid 5 (auch als Esgosid bezeichnet). Die Mischung aus allen fünf Mogrosiden hat eine Süßkraft, die circa 250-mal stärker ist als die der Saccharose. Mogrosid 4 und Mogrosid 5 sind am süßesten und besitzen eine 400-mal stärkere Süßkraft als Zucker.

Die Procter & Gamble Company meldete 1995 ein Patent an, um einen für den Markt tauglichen Süßstoff produzieren zu können. Das Unternehmen entwickelte eine Methode, um den unangenehmen Geschmack zu entfernen, ohne dass sich ein bitterer Beigeschmack ausbildet. Der Süßstoff ist kalorienfrei, für Diabetiker geeignet und kann zumindest in den USA, in China und in Japan küchenfertig gekauft werden. Auf der Homepage von Hannes Pharma wird der Süßstoff auch als „chinesisches Stevia" angepriesen.

Der Süßstoff Monellin

Monellin ist circa 500- bis 2.500-mal süßer als Saccharose und kommt auch in der Natur vor. Isoliert wurde dieses süß schmeckende Protein aus den sogenannten Serendipity Berrys (engl. „berry" = Beere), einer zu den Mondsamengewächsen zählenden, in West- und Zentralafrika beheimateten Pflanze namens Dioscoreophyllum cumminsii Diels.

Monellin besteht aus zwei Proteinketten, die sehr lose aneinandergebunden sind und daher bei Erwärmen oder Kontakt mit sauren Substanzen sofort getrennt werden und ihren süßen Geschmack verlieren. Man konnte das Protein inzwischen so verändern, dass die beiden Ketten stabil miteinander verbunden bleiben und die Süßkraft nicht verloren geht.

In Europa und den USA wurde Monellin noch nicht ausreichend toxikologisch untersucht, aber in Japan wurde es als harmlos deklariert. Es würde sich unter Umständen als Süßungsmittel eignen. Das Problem sind die Instabilität und die schwere Kultivierbarkeit der Pflanze. Alternativ wird an einer Möglichkeit geforscht, Monellin chemisch zu synthetisieren oder von Mikroorganismen produzieren zu lassen. Inzwischen wurden Versuche gestartet, transgene Pflanzen herzustellen, die den Süßstoff produzieren.

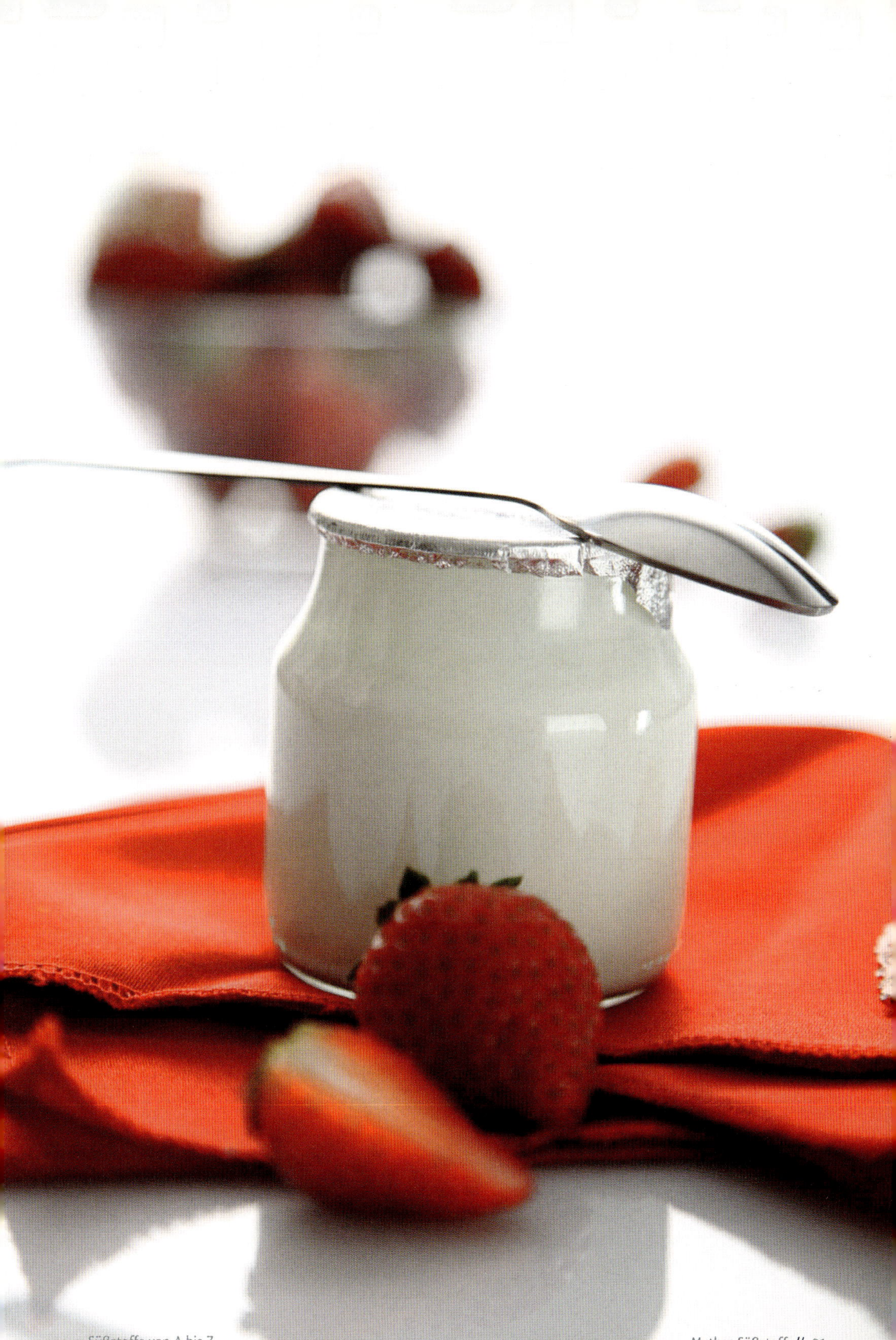

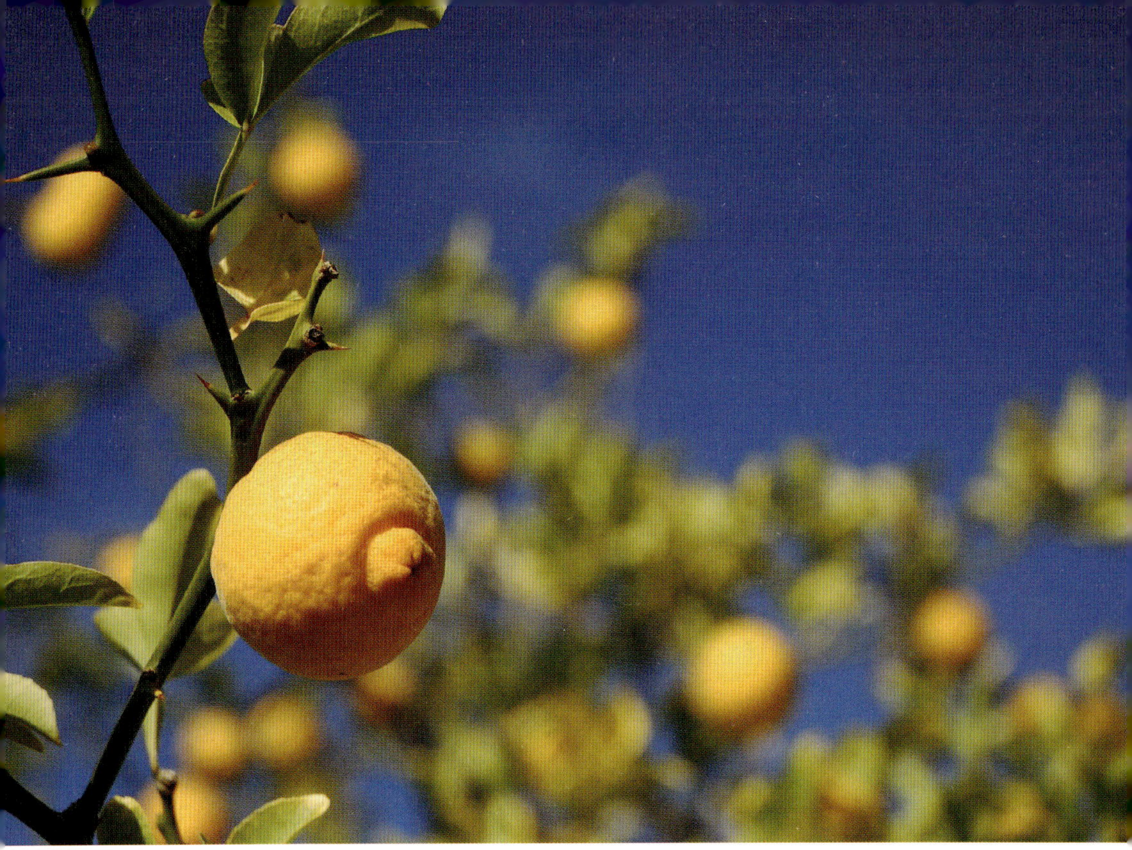

Der Süßstoff Neohesperidin-Dihydrochalcon (E 959)

Neohesperidin-Dihydrochalcon (Neohesperidin DC oder NHDC) ist ein kalorienfreier Süßstoff, der aus einem Flavonoid (gehört zu den löslichen Pflanzenfarbstoffen, die sich in vielen Pflanzen finden) der Zitrusfrüchte gewonnen wird. Die chemische Struktur wurde in den 1960er-Jahren im Zuge eines Forschungsprogramms des „United States Department of Agriculture" entdeckt. Das Forschungsprogramm hatte den Zweck, Methoden zu finden, die den herben Geschmack von Marmeladen aus Zitrusfrüchten minimieren. Neohesperidin ist eine dieser bitteren Verbindungen. Wenn es mit Kaliumhydroxid oder einer anderen starken Base behandelt wird, entsteht daraus das NHDC, eine Verbindung, die nicht mehr bitter, sondern 600-mal süßer als Zucker ist.

Im Gegensatz zu Aspartam bleibt NHDC bei höheren Temperaturen und in sauren Verbindungen stabil und verliert nicht an Süßkraft. NHDC hat zusätzlich sogenannte synergistische Effekte auf andere Süßstoffe (wie Aspartam, Saccharin und Acesulfam-K). Das heißt, dass der süße Geschmack verstärkt bzw. unterstützt wird. Neohesperidin-Dihydrochalcon ist in der Europäischen Union als Süßungsmittel erlaubt und wird zahlreichen Lebensmitteln wie Süßigkeiten, Snacks und Getränken zugesetzt.

Wegen seiner geschmacksmodifizierenden Eigenschaften und der Fähigkeit zur Unterdrückung des bitteren Geschmacks wird es auch zur Geschmacksverbesserung in pharmazeutischen Produkten und Futtermitteln zugesetzt. NHDC wird in vielen Produkten als Geschmacksverstärker eingesetzt. In der EU wird NHDC seit 1994 als Süßstoff verwendet. In den USA ist es nicht als Süßstoff zugelassen, obwohl es den GRAS-Status („Generally Recognized As Safe") erhalten hat und als Geschmacksverstärker verwendet wird. Die akzeptable tägliche Aufnahme (ADI-Wert) beträgt 0–5 mg/kg Körpergewicht.

Der Süßstoff Neotam (E 961)

Neotam ist ein Derivat von Aspartam und somit ebenfalls ein Dipeptid aus Asparaginsäure und Phenylalanin. Es ist 30- bis 40-mal süßer als Aspartam und 10.000- bis 13.000-mal süßer als Zucker. Der entscheidende Vorteil gegenüber einigen anderen „süßen Proteinen" ist, dass Neotam auch zum Backen und Kochen verwendet werden kann.

Eingesetzt wird es in kohlensäurehaltigen Getränken, gefrorenen und nicht gefrorenen Fertiggetränken, Tafelsüße, gebackenen Waren und Süßigkeiten. Die Sicherheit dieses Süßstoffes wurde in bis zu 100 wissenschaftlichen Studien überprüft. Im Juli 2002 erfolgte die Zulassung in den USA durch die FDA. Auch in Australien und Neuseeland wird Neotam eingesetzt.

Neotam wurde in der EU genehmigt

Neotam ist das jüngste Mitglied in der Familie der in der EU zugelassenen Süßstoffe. Die Zulassung wurde im Dezember 2009 gewährt. Die Richtlinie trat am 12. Januar 2010 in Kraft und ist von den Mitgliedsstaaten bis spätestens 12. Oktober 2010 in nationales Recht umzusetzen. Gemäß Artikel 2 Absatz 3 dürfen den Bestimmungen dieser Richtlinie genügende Produkte seit 12. Januar 2010 in Verkehr gebracht werden. Die EU hat Neotam für den Einsatz in Nahrungsmitteln und Getränken genehmigt. Dadurch erweitert sich die Auswahl der kalorienarmen Süßstoffe, die Nahrungsmittel- und Getränkeherstellern und schließlich auch den Verbrauchern zur Verfügung stehen.

Es wurde ein ADI-Wert von 0–2 mg/kg Körpergewicht festgelegt.

Der Süßstoff P4000

Die nichtssagende Bezeichnung P4000 steht für 5-Nitro-2-propoxyanilin – kurz P4000 (auch: ultrasüß) – und gehört zu den Nitroanilinen. Wie die Bezeichnung vermuten lässt, besitzt dieser orangefarbene Süßstoff eine Süßkraft, die 4.000-mal stärker ist als die der Saccharose. P4000 ist in Wasser nicht sehr gut löslich, aber in kochendem Wasser und in Säuren stabil (verliert also nicht an Süßkraft). Der Süßstoff war kurze Zeit in Verwendung, wurde aber wegen möglicher toxischer Wirkungen verboten und hat heute keine Bedeutung mehr.

Der Süßstoff Pentadin

Es handelt sich um ein süß schmeckendes Protein, das 1989 aus den Früchten der zentralafrikanischen Lianenpflanze Pentadiplandra brazzeana (siehe Brazzein) isoliert wurde. Seine Süßkraft ist circa 500-mal so stark wie die der Saccharose.

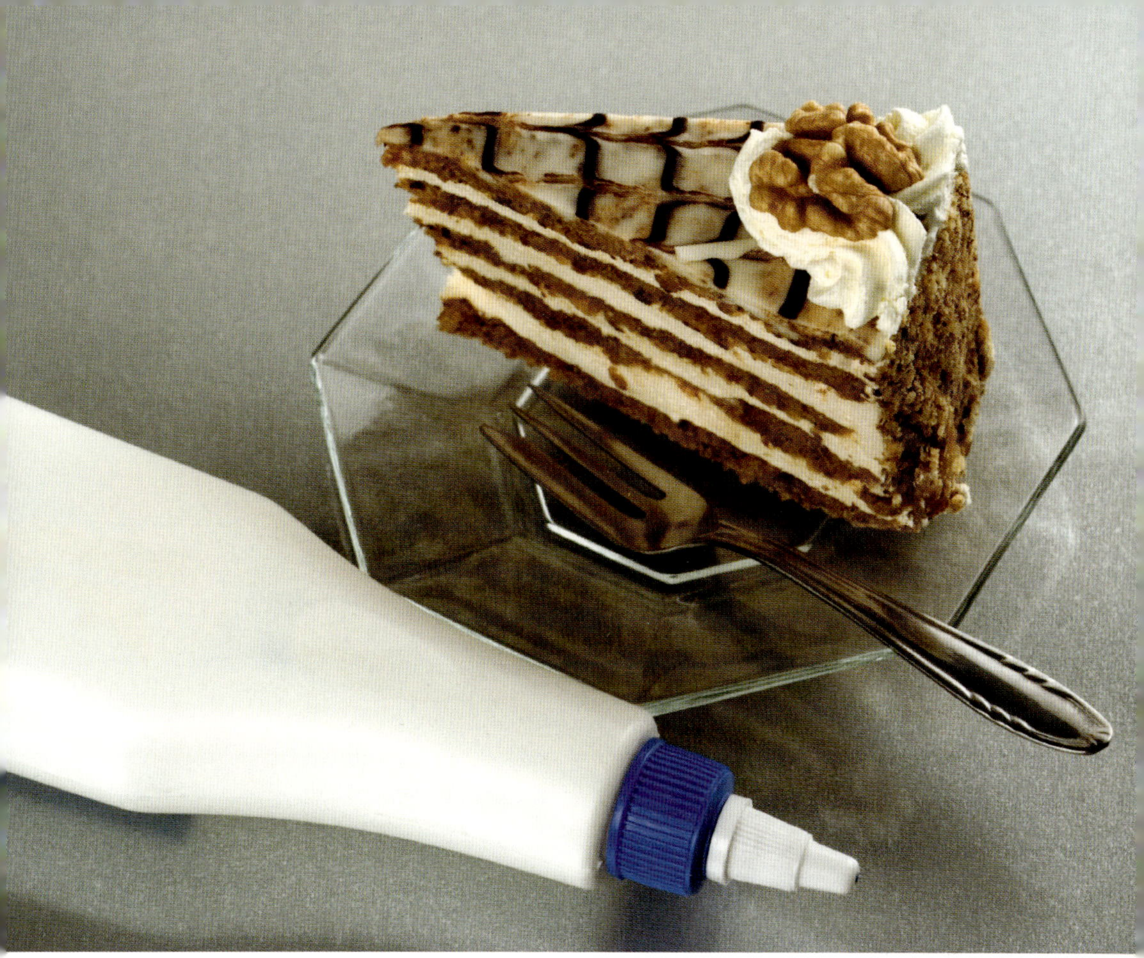

Der Süßstoff Saccharin (E 954)

Saccharin wurde 1878 entdeckt und ist der erste und damit älteste chemisch synthetisierte Süßstoff. Die Bezeichnung Saccharin (Benzoesäuresulfimid) umfasst auch die Natrium-, Kalium- und Kalzium-Salze des Saccharins. Die Herstellung erfolgt auf chemisch-synthetischem Weg, wobei es aus zwei verschiedenen Grundstoffen gewonnen werden kann: aus Phthalsäureanhydrid (Maumee-Verfahren) oder aus Toluol (Remsen-Fahlberg-Verfahren).

Die Süßkraft von Saccharin ist circa 300- bis 500-mal so stark wie die der Saccharose und liefert keine Energie, da es vom Körper nicht verwertet werden kann. In der Lebensmittelindustrie wird es als leicht wasserlösliches Natriumsalz eingesetzt (unverändertes Saccharin ist unlöslich). Saccharin wird gerne mit anderen Süßstoffen verwendet, da es deren Wirkung verstärkt.

Eingesetzt wird Natrium-Saccharin in folgenden Lebensmitteln:

- Getränke
- Desserts
- Brotaufstriche, Konfitüren, Marmeladen, Gelees
- Süßwaren auf der Basis von Kakao oder Trockenfrüchten
- Süßsaure Obst- und Gemüsekonserven
- Süßsaure Fisch-, Meeres- und Weichtierkonserven
- Soßen und Senf
- Alkoholische Getränke
- Knabbererzeugnisse aus Getreide oder Nüssen
- Nahrungsergänzungsmittel

Außerdem wird es auch in Kosmetika, Arzneimitteln und Futtermitteln eingesetzt.

25 % der Europäer beschreiben den Geschmack von Saccharin nicht nur als süß, sondern bemerken auch einen metallischen oder bitteren Nachgeschmack, der durch das Mischen von Saccharin mit anderen Süßstoffen verhindert werden kann. Saccharin wurde 1977 von der FDA auf eine Liste für krebserregende Stoffe gesetzt. Verboten werden konnte der Süßstoff zwar nicht, da dies abgelehnt wurde, aber Produkte mit Saccharin mussten seitdem in den USA einen Warnhinweis tragen.

Nach neueren Studien zeigte sich, dass die bei den Ratten beobachtete Entstehung von Blasengeschwüren für den Menschen irrelevant ist, da hier andere Mechanismen wirken. Zudem hatten die Menschen Saccharin jahrzehntelang verwendet, ohne dass man steigende Krebsraten beobachten konnte. Also hat die US-Regierung den Süßstoff von der Liste gestrichen und Produkte, die mit Saccharin gesüßt sind, brauchen seit dem Jahr 2000 keinen Warnhinweis mehr zu tragen. Der ADI-Wert wurde auf 0–5 mg/kg Körpergewicht festgelegt.

Der Süßstoff Stevia (Stevia rebaudiana Bertoni)

Stevia ist eine mehrjährige wärmeliebende, krautige Pflanze, deren Extrakt als natürlicher Süßstoff verwendet wird und die zusätzlich keim- und pilztötende Eigenschaften besitzen soll. Die Pflanze enthält eine hohe Konzentration verschiedener süßer Glykoside, der Hauptbestandteil ist dabei das sogenannte Steviosid. Schätzungen zufolge gibt es wahrscheinlich mehr als 200 Stevia-Arten in Nord- und Südamerika. Von all diesen Sorten besitzt aber nur Stevia rebaudiana Bertoni die charakteristische Süße, die sie so beliebt und begehrt macht. Eine andere Wildart, die eine ähnliche Süßkraft hatte, soll schon ausgestorben sein.

Stevia, auch bekannt als Süßblatt, Süßkraut oder Honigblatt, ist ursprünglich in den sandigen Hochebenen von Paraguay und Brasilien beheimatet und zählt zu der Familie der Korbblütengewächse. Sie ist somit unter anderem mit den Sonnenblumen sowie dem Chicorée verwandt.

Stevia hat eine lange Tradition

Die Guarani-Indianer, die Urbevölkerung Südamerikas, nutzen Stevia schon seit Jahrhunderten auch als Heilpflanze. Heute noch wird Stevia in Südamerika nicht nur zum Süßen von Tee und Speisen verwendet. Es wird auch als Tonikum verschrieben und verabreicht, um Wundheilung und Verdauung zu fördern, Müdigkeit und Erschöpfung zu bekämpfen, bei Pilzbefall zu helfen und den Blutzuckerspiegel zu normalisieren. Ein wesentlicher Vorteil ist, dass Stevia weder schimmeln noch gären kann und sich daher in getrockneter Form lange im Haushalt lagern lässt.

Erst im Jahr 1887 dokumentierte ein südamerikanischer Naturwissenschafter die Steviapflanze, die mit ihren sattgrünen, lanzettenförmigen, bis zu 8 cm langen Blättern eine Höhe von bis zu einem Meter erreichen kann. Sie mag luftige, sonnige Standorte und ist bereits nach 2 bis 3 Wochen erntereif. Die mehrjährige Kräuterstaude mag keinen Frost und sollte deshalb während der Wintermonate in einem Wintergarten oder Gewächshaus untergebracht werden.

Heute wird Stevia vor allem in der Gegend um Sao Paulo in Brasilien kommerziell angebaut, sie wird zum Beispiel aber auch in China, Israel, Spanien und unter Glas in Japan kultiviert. Das Stevia-Blatt ist je nach Gegend und Klima 10- bis 30-mal so süß wie Zucker, dabei aber kalorienfrei. Getrocknete Extrakte der süßen Bestandteile können sogar die bis zu 400-fache Süßkraft des raffinierten Zuckers erreichen. Stevia besitzt die Fähigkeit, in ihren Blättern Süßstoffe (Stevioside) zu speichern, die nicht nur natürlich, sondern auch hitzebeständig (bis zu 200 °C) sind.

Was Stevia-Blätter süß schmecken lässt

Schon im Jahr 1931 konnte wissenschaftlich nachgewiesen werden, welche Substanzen für den süßen Geschmack von Stevia-Blättern verantwortlich sind. Der Süßstoff Steviosid ist in erster Linie für die Süße maßgeblich. Aber auch andere Stevia-Bestandteile schmecken süß: Steviolbiosid, Rebaudiosid-A bis Rebaudiosid-F sowie Dulcosid. Steviosid macht einen Anteil von fast 20 % in Stevia-Blättern aus. Entscheidend ist, dass auch Stevia-Inhaltsstoffe nicht rein süß sind und daher auch nicht als zuckersüß zu bezeichnen sind. Im Gegensatz zu anderen Süßstoffen schmeckt Steviosid auch in Reinform angenehm. In Kombination mit anderen Süßungsmitteln oder Süßstoffen lässt sich ein nahezu optimaler Süßgeschmack erreichen. Zudem ist Stevia thermisch und physikalisch ausreichend stabil und wird damit den Anforderungen der Nahrungsmittel verarbeitenden Industrie gerecht.

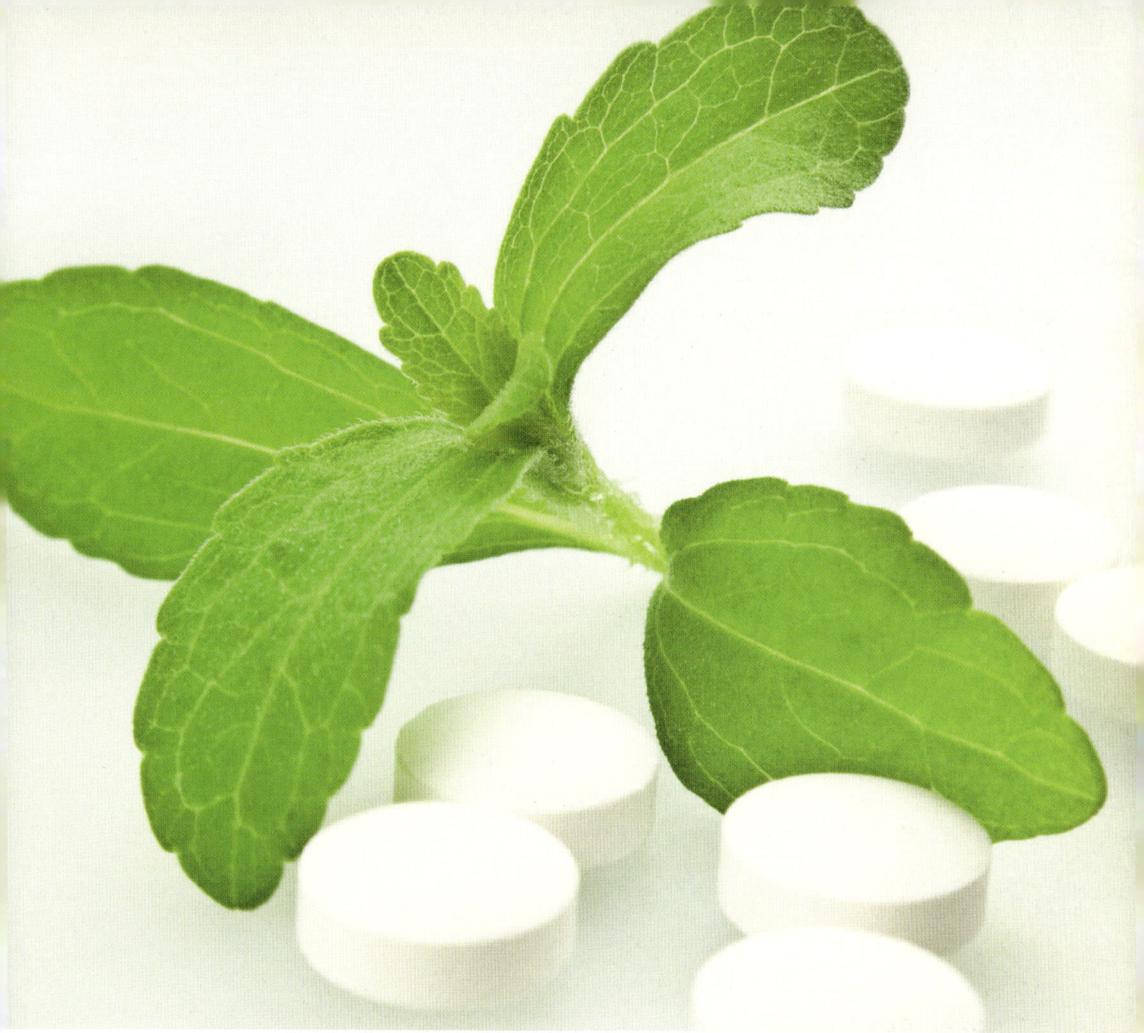

Positive Effekte auf die Gesundheit

Die Stevioside haben mit Zucker allerdings nur die Süße gemeinsam. Denn im Gegensatz zu den zahlreichen negativen Folgen des Zuckers besitzt Steviosid außerordentlich positive Eigenschaften: Es reguliert den Blutzuckerspiegel, verbessert die Glukosetoleranz, senkt bei regelmäßiger Einnahme den Blutdruck, unterbindet die Plaquebildung und damit die Entstehung von Karies, wirkt freien Radikalen entgegen und ist verdauungsfördernd.

Zurückzuführen sind diese erfreulichen Wirkungen auf eine Vielzahl Mineralstoffe (Mengen- und Spurenelemente) und Vitamine (wie zum Beispiel Kalzium, Magnesium, Eisen, Silizium, Selen, Zink sowie Beta-Carotin und Vitamin C). Auch die wertvollen Flavonoide der Stevia-Pflanze tragen zu ihrem hohen antioxidativen Potenzial bei. Weitere enthaltene sekundäre Pflanzenstoffe sind für blutzuckerregulierende und andere Effekte verantwortlich. Stevia wirkt aber auch entzündungshemmend, antibakteriell und antirheumatisch. Äußerlich wird Stevia verwendet, um Haut und Haare jugendlich und schön zu erhalten. Das Honigblatt kann sogar positive Wirkungen bei Psoriaris, Neurodermitis, Akne, Schuppenflechte sowie Ekzemen haben und wird darüber hinaus auch in der Wundbehandlung eingesetzt. Es wird vermutet, dass die Enzyme, die essenziellen Öle, das Vitamin C und das Chlorophyll der Blätter diese heilende Wirkung erzielen.

Stevia-Süßstoff ist ein hochverarbeitetes Produkt

Stevia ist deshalb für viele Menschen so interessant, weil es aus einer Pflanze gewonnen wird und somit als „natürlich" empfunden wird. Das trifft für Stevia-Blätter auch voll und ganz zu. Die Annahme, dass Stevia-Süßungsmittel wie Pulver, Granulat, Tropfen oder Tabletten im Gegensatz zu anderen Süßstoffen nicht den Labors der Chemiefabriken entstammen, ist aber falsch. Industriell hergestellte Stevia-Produkte haben mit den süß schmeckenden Blättern der Pflanze nicht viel zu tun. Inzwischen gibt es eine große Stevia- und Steviosid-Industrie.

Zulassungssituation von Stevia

In Japan ist Stevia schon seit mehr als 25 Jahren zugelassen. Rechtlich bewertet ist Stevia in der Europäischen Union ein neuartiges Lebensmittel (Novel Food) und unterliegt daher der Novel-Food-Verordnung. Die Europäische Union konnte Stevia aufgrund von negativen Studienergebnissen, die Steviol und Stevioside als mutagen (erbgutschädigend) identifizierten, bisher nicht zulassen. Seit August 2008 existiert für die Schweiz eine provisorische Einzelbewilligung für Steviolglykoside als Süßungsmittel. Im Oktober desselben Jahres genehmigten Australien und Neuseeland Stevia. Die US-amerikanische „Food and Drug Administration" agierte vorsichtiger und ließ im Dezember 2008 in Süßungsmitteln (Süßstoffen) lediglich Rebaudiosid-A als Lebensmittelzusatzstoff zu. Vor wenigen Monaten haben die französischen Behörden eine vorläufige Zulassung für den Süßstoff Stevia rebaudiana ausgesprochen.

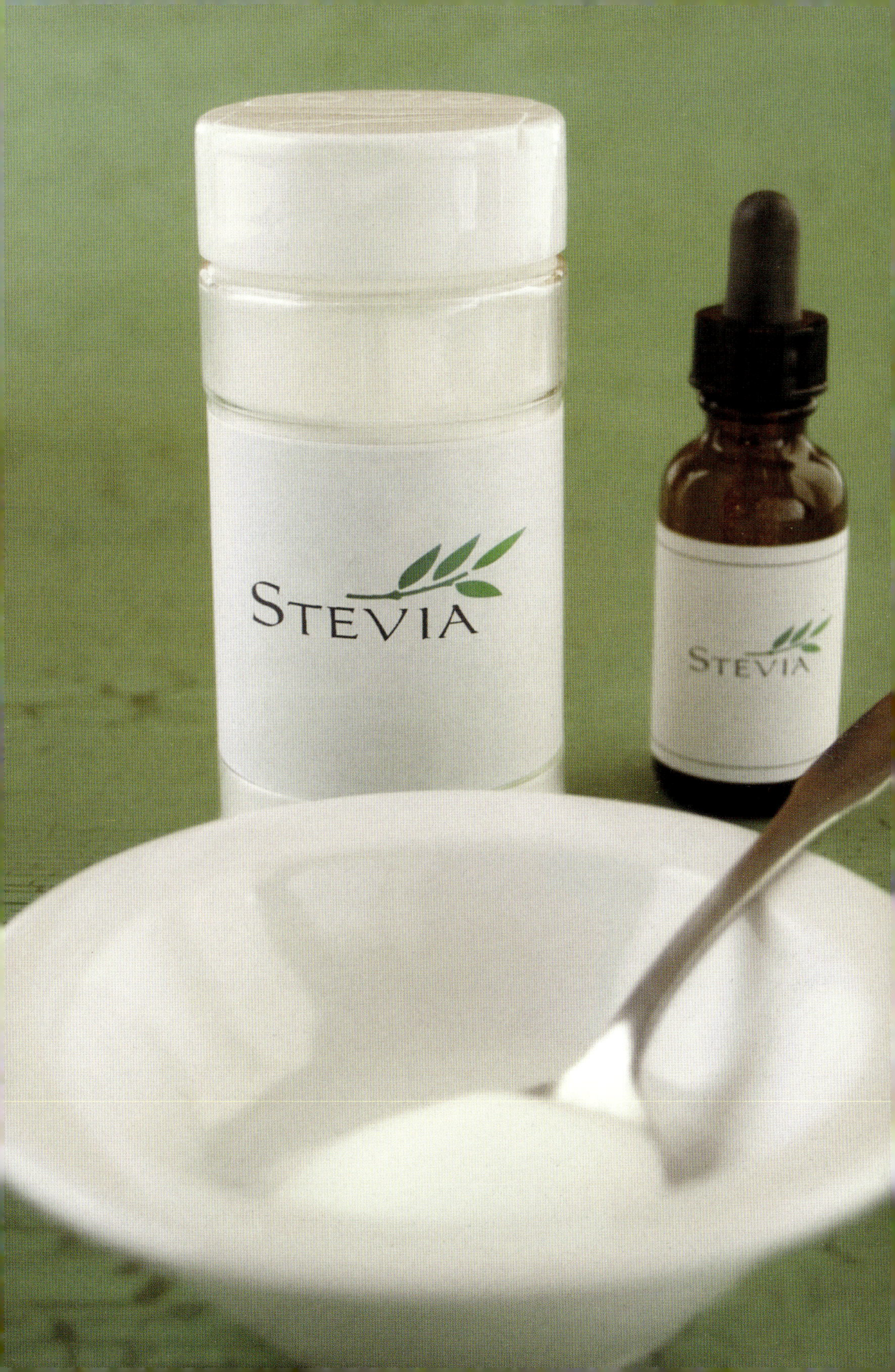
STEVIA
STEVIA

Momentan liegen der Europäischen Behörde für Lebensmittelsicherheit (EFSA) drei Anträge auf Zulassung von Stevia-Produkten vor. Einer davon stammt vom US-Konzern Cargill, einem Lebensmittelhersteller, der unter anderem Coca Cola mit Stevia beliefern will. Zukünftig ist geplant, Cola-Getränke mit den Süßstoffen Stevia und Aspartam zu süßen, um ein optimales „süßes Erlebnis" zu erzielen.

Das UN-Expertengremium für Nahrungsmittelzusätze („Joint Expert Committee on Food Additives"; JECFA) hat dem Süßstoff bereits gesundheitliche Unbedenklichkeit attestiert. Dabei wurde von Experten der ADI-Wert, der Richtwert für die tolerierbare tägliche Aufnahmemenge, von 0,2 mg/kg Körpergewicht auf 0,4 mg/kg Körpergewicht erhöht. Die von internationalen Organisationen wie der FAO sowie WHO festgelegten Höchstaufnahmemengen zeigen deutlich, dass Stevia keinesfalls völlig unbedenklich ist. Andernfalls hätte Stevia den GRAS-Status („Generally Recognized As Safe") erhalten und würde als gänzlich sicher bezeichnet.

1982 wurden Studienergebnisse veröffentlicht, wonach Steviol, das Abbauprodukt von Steviosid, mutagen (erbgutverändernd) wirken soll. Allerdings kritisierten Experten diese wie auch weitere ähnliche Studien, da unrealistisch hohe Dosen verwendet wurden. Andere toxikologische Untersuchungen haben gezeigt, dass Steviolglykoside weder erbgutschädigend noch krebserregend sind und auch keine negativen Einflüsse auf die Fortpflanzung oder das ungeborene Kind haben.

Auch Gutachter der Europäischen Behörde für Lebensmittelsicherheit (EFSA) stufen Stevia als unbedenklich ein. Das Gutachten gilt als Türöffner für den Einsatz von Stevia auf dem europäischen Markt. Die Europäische Kommission muss aber auf Basis des EFSA-Gutachtens noch entscheiden, ob Steviolglykoside in Zukunft europaweit verwendet werden dürfen. Bislang sind, wie bereits erwähnt, nur Einzelgenehmigungen für die Schweiz und Frankreich erteilt worden.

Die Zusammenfassung diverser Studien durch die WHO ist im Internet als PDF-Datei verfügbar (http://whqlibdoc.who.int/publications/2006/9241660546_eng.pdf). Es wurden die Toxizität (Giftigkeit), Kanzerogenität (Krebsförderung), Genotoxizität (Erbgutschädigung), Reproduktionstoxizität (Fruchtbarkeitsschädigung) und Teratogenität (Missbildungsförderung beim Fötus) überprüft. Hier eine Zusammenfassung diverser Ergebnisse:

- Die Glykoside Steviosid und Rebaudiosid-A sind nicht erbgutschädigend.
- Toxizität (Giftigkeit) und Kanzerogenität (Krebsföderung) konnten ebenfalls nicht festgestellt werden.
- Reines Steviosid hat keine Auswirkungen auf die Fruchtbarkeit. Die früher festgestellten negativen Auswirkungen auf die Reproduktion von männlichen Ratten standen mit der Verabreichung der gesamten Pflanze in Zusammenhang und wurden nicht durch die Steviaglykoside verursacht wurden.
- Es wurden auch keine teratogenen Effekte (Missbildungen) nach Verabreichen von Dosen bis zu 1.000 mg/kg Körpergewicht beobachtet.
- Steviosid und Steviol zeigen blutdruck- und blutzuckersenkende Eigenschaften bei Menschen mit Bluthochdruck oder hohem Blutzucker.

Auch die EFSA bewertet die Sicherheit von Steviolglykosiden

Im April 2010 veröffentlichte das für Lebensmittelzusatzstoffe zuständige Gremium der Europäischen Behörde für Lebensmittelsicherheit (EFSA), das ANS-Gremium, eine Stellungnahme zur Sicherheit von Steviolglykosiden. Im Zuge dessen wurde auch der ADI-Wert festgeschrieben. Die Aussagen in der Stellungnahme decken sich mit den bereits oben beschriebenen Untersuchungsergebnissen. Die Bewertung wurde an die Europäische Kommission übermittelt, die prüfen wird, ob sie die Substanzen in der Europäischen Union für die vorgeschlagene Verwendung zulassen wird. Das gilt insbesondere für den Einsatz in zuckerfreien Lebensmitteln oder Lebensmitteln mit niedrigen Brennwerten, wie zum Beispiel bestimmten aromatisierten Getränken oder Suppen, und Süßwaren ohne zusätzlich zugesetzten Zucker. Damit reagiert die EFSA auf die drei Zulassungsanträge.

Stevia-Zeittafel: Rückblick von 2010 bis 1887	
April 2010:	EFSA veröffentlicht positive Begutachtung.
August 2009:	Frankreich erteilt befristete Zulassung für Rebaudiosid-A.
August 2008:	Provisorische Einzelbewilligungen für Steviolglykoside in der Schweiz.
Juni 2008:	JECFA legt ADI-Wert (4 mg/kg Körpergewicht) fest.
2007:	Coca Cola reicht 24 Patente basierend auf Stevia als Süßstoff ein.
April 2007:	Die Firma Cargill kündigt neue toxikologische Studien an.
Januar 2007:	Paraguay erzwingt erneutes JECFA-Gutachten. Fazit: Weitere Studien werden gefordert.
2005:	Paraguay erteilt die lebensmittelrechtliche Zulassung für Steviolglykoside.
Juni 2004:	Das Expertenkomitee für Lebensmittelzusatzstoffe der WHO/FAO (JECFA) legt einen vorläufigen ADI-Wert für Steviosid von 0–2 mg/kg Körpergewicht fest.
2000:	Einstieg von Cargill in die Thematik Stevia.
1999:	Das SCF lehnt die Zulassung als Süßungsmittel ab, da die Datenlage nicht ausreichend ist.
1998:	Erstes Gutachten des JECFA-Ausschusses zu Steviosid auf Antrag von Ägypten. Fazit: keine ausreichenden Studien.
1997:	Weitere japanische Krebsstudie, die ebenfalls vom SCF kritisiert wird.
1985:	Erste japanische Krebsstudie, die vom Wissenschaftlichen Lebensmittelausschuss (SCF) der EU-Kommission kritisiert wird.
1983:	Die EU-Kommission beauftragt ein Gutachten zu allen Süßstoffen, u.a. auch zu Steviosid. Fazit: zu wenige Studien, die die Unbedenklichkeit belegen; wird deshalb nicht zur Zulassung vorgeschlagen.
1982:	Steviosid steht u.a. auf der „Wunschliste" des Internationalen Süßstoffverbandes für die künftige gemeinsame „Süßstoffliste". Anfang der 80er-Jahre beginnt die EU mit den Vorbereitungen zum gemeinsamen Binnenmarkt und zur Harmonisierung der Lebensmittelgesetzgebung.
1977:	Erste Anfragen von japanischen Firmen in Deutschland zur Inverkehrbringung.
Seit 1974:	Erste Produkte in Japan auf dem Markt.
1969 bis 1972:	Japanische Expeditionen, im Zuge derer nahezu der gesamte Wildpflanzenbestand von Stevia rebaudiana nach Japan mitgenommen wird. Konsequenz: Stevia rebaudiana ist in Paraguay als Wildpflanze praktisch ausgestorben.
1968:	In Paraguay kommt das weltweit erste Produkt auf den Markt (Tabletten aus Blättern).
1908:	Erster Anbau in Paraguay.
1887:	Der Naturforscher Moisés Bertoni macht die Pflanze bekannt.

Das Gremium weist jedoch darauf hin, dass der ADI-Wert sowohl von Erwachsenen als auch von Kindern überschritten werden könnte, wenn diese Süßungsmittel in den von den Antragstellern vorgeschlagenen Höchstmengen aufgenommen werden.

Ein Süßstoff wie jeder andere

Hat sich durch den neuen Stevia-Zulassungsstatus wirklich etwas Entscheidendes verändert? Nein, denn Stevia ist einer von vielen Süßstoffen pflanzlicher Herkunft. Stevia hat nicht den völligen Unbedenklichkeitsstatus, außerdem ist der Geschmack von Stevia nicht rein süß und es muss daher aus Geschmacksgründen oft mit anderen Süßungsmitteln gemischt werden.

Auch ist Stevia nicht billiger oder besser in der Küche zu verwenden als andere Süßstoffe. Es darf auch nicht vergessen werden, dass Stevia in Monokulturen angebaut wird. Stevia hat also gegenüber den bisher zugelassenen Süßstoffen keinerlei Vorteile – aber auch keine entscheidenden Nachteile. Im Gegensatz zu Stevia gibt es eine Reihe zugelassener Süßstoffe, die als gänzlich unbedenklich gelten. Warum vor der Zulassung in Europa ein solcher Stevia-Krieg geführt wird, ist fraglich. Stevia ist ein Süßstoff wie alle anderen auch. Er liegt für den Verbraucher aber maximal im Mittelfeld und hat keine außerordentlichen Vorteile.

Subjektiv zu bewerten bleibt natürlich letztendlich der Geschmack. Viele Anwender von Stevia-Produkten berichten, dass die bitteren Geschmackskomponenten in den vergangenen Jahren nahezu verschwunden sind und Stevia heute sehr angenehm und natürlich schmeckt. Viele schätzen den leichten Lakritze-Geschmack, andere mögen ihn überhaupt nicht.

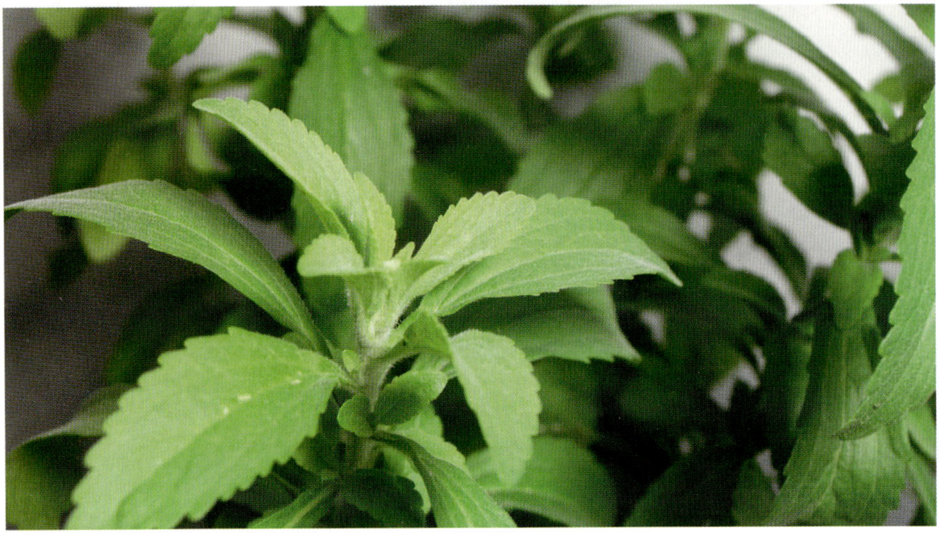

Wo bekommt man Stevia-Produkte?

Stevia ist in Form von Pflanzen, getrockneten Blättern, Steviosid-Granulat, Flüssigsüßstoff und Tabletten erhältlich. Die Süßstoff-Produkte sind vor der Zulassung in der EU meistens nur in Reformhäusern erhältlich und fast durchgängig als Kosmetika oder als Badezusatz deklariert. Der Preis der Stevia-Produkte liegt zwischen fünf Euro für 15 Gramm Stevia-Blätter und acht Euro für 100 Gramm Stevia-Pulver. Damit ist Stevia wie andere Süßstoffe relativ preiswert. Bezogen auf die Süßkraft sind Stevia, Aspartam & Co noch günstiger als Haushaltszucker.

Solange Stevia nicht als Süßstoff zugelassen wird, gibt es auch keine verbindlichen Qualitätsstandards für die Herstellung. Derzeit sind Stevia-Produkte von unterschiedlicher Qualität am Markt. Erkundigen Sie sich daher beim Hersteller, ob er die Qualitätsrichtlinien des JECFA („Joint Expert Committee on Food Additives") einhält und welche Trägersubstanzen oder zusätzlichen Inhaltsstoffe verwendet werden.

Die Stevia-Pflanze ist in Gartenmärkten oder im Pflanzenhandel erhältlich, wächst aber auch gut im Garten, im Balkonkasten und in geschlossenen Räumen. Stevia rebaudiana ist aber nicht winterfest.

Der Süßstoff Sucralose (E 955)

Chemisch gesehen ist Sucralose mit dem Haushaltszucker eng verwandt. Sucralose liefert keine Energie, da die Substanz vom Körper nicht verwertet werden kann. Die Süßkraft ist 600-mal stärker als Zucker. Das Einsatzgebiet ist ähnlich dem anderer Süßstoffe.

Sucralose, die auch unter dem Namen „SplendaTM" im Handel erhältlich ist, wurde in den USA entwickelt und ist seit 1998 in mehr als 40 Ländern zugelassen. Der Süßstoff ähnelt der Saccharose, der Unterschied besteht in den drei Chloratomen, die bei der Herstellung durch Umsetzung mit Chlorverbindungen an bestimmten Stellen an das Molekül gehängt werden. Ein Vorteil ist das Fehlen des (in einigen anderen Süßstoffen vorkommenden) bitteren Nachgeschmacks. Der Süßstoff gilt als unbedenklich und wurde 2005 schließlich in allen EU-Mitgliedsstaaten zugelassen, wobei ein ADI-Wert von 0–15 mg/kg Körpergewicht festgelegt wurde.

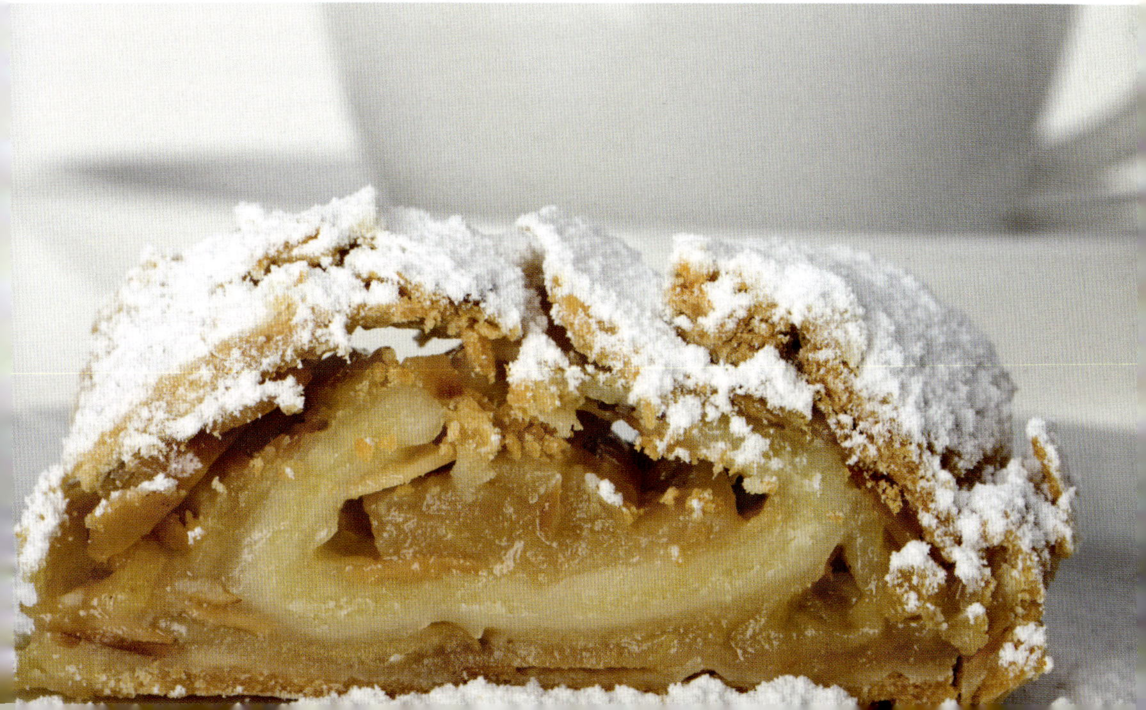

Der Süßstoff Tagatose

Tagatose kommt in Milch und Milchprodukten natürlich vor. Es weist große Ähnlichkeiten mit dem Monosaccharid Fruktose auf, besitzt allerdings nur 38 % von dessen Kalorien. Die Süßkraft ist ähnlich wie von Haushaltszucker, hat aber nur minimale Auswirkungen auf den Blutzuckerspiegel oder den Insulinspiegel. Außerdem wird Tagatose speziell als Geschmacksverstärker eingesetzt.

Tagatose hat in Amerika den GRAS-Status („Generally Recognized As Safe") erhalten und wurde von der FDA somit als sicher eingestuft. Im Mai 2003 kam der Süßstoff schließlich in den USA auf den Markt. In Korea, Australien und Neuseeland wird Tagatose ebenfalls als Süßstoff verwendet. Es wird Joghurts bzw. fettarmen Eiscremes, Süßigkeiten und Kaugummi zugesetzt.

Gewonnen wird Tagatose nicht aus Milch, sondern aus der Laktose (ein Disaccharid). Die Laktose wird zuerst in ihre Einzelbestandteile, Galaktose und Glukose, gespalten und die Galaktose wird anschließend in Tagatose umgewandelt. Dieser Süßstoff wird ähnlich wie Fruktose verstoffwechselt. Er wird allerdings im Dünndarm nicht vollständig absorbiert, sondern nur zu 15 bis 25 % in den Blutkreislauf aufgenommen. Der größte Teil wird im Dickdarm durch die vorhandene Mikroflora fermentiert, was in der Bildung von kurzkettigen Fettsäuren resultiert. Diese werden anschließend komplett absorbiert und verstoffwechselt. Bei manchen Personen kann es allerdings zu Problemen mit der Verdauung kommen, was sich mit Blähungen bemerkbar macht.

Die Vorteile sind ein geringerer Anstieg des Blutzuckerspiegels und Insulinspiegels. Aufgrund der Verstoffwechselung durch die Darmbakterien wird vor allem die Ansiedelung bzw. Vermehrung der „guten" Bakterien gefördert. Tagatose hat daher einen prebiotischen Effekt. Des Weiteren ist dieser Süßstoff nicht kariesfördernd.

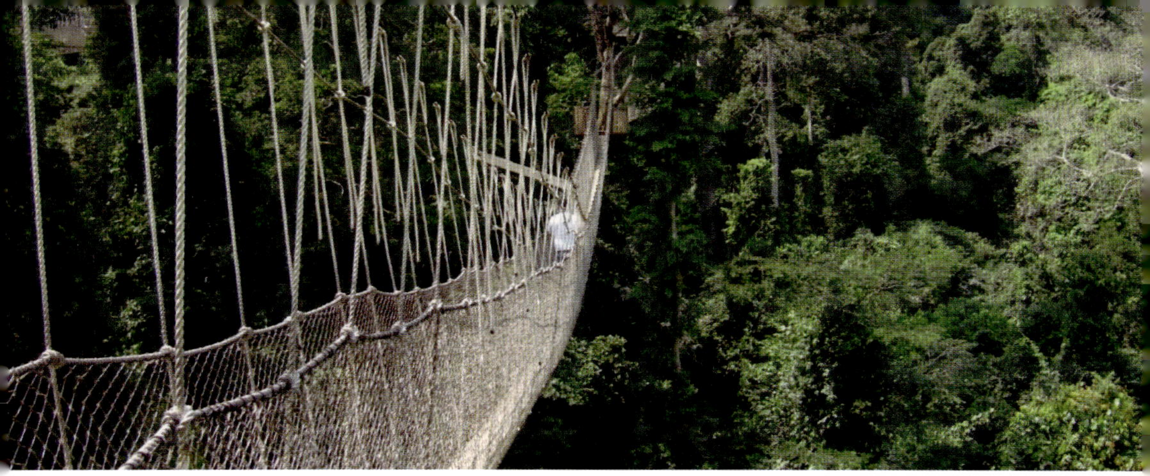

Der Süßstoff Thaumatin (E 957)

Thaumatin wird aus Früchten, die auf buschigen Pflanzen wachsen, gewonnen und ist ca. 2.000- bis 3.000-mal süßer als Saccharose. Die Pflanze trägt den lateinischen Namen Thaumatococcus daniellii, wird auch Katemfe-Strauch genannt und wächst im Regenwald Westafrikas. Gewonnen wird Thaumatin aus der Samenschale (Arili) der Früchte.

Thaumatin ist eine Mischung aus mehreren Polypeptiden (Eiweißmoleküle, die aus mindestens zehn Aminosäuren bestehen) und liefert eine Energie von 4 kcal/g. Im Gegensatz zu Aspartam ist es hitzebeständig. Zusätzlich ist es pH-stabil (d.h. man kann es beispielsweise auch sauren Lebensmitteln zusetzen), stabil in gefrorener Form, löslich in Wasser und Alkohol, besitzt synergistische Effekte mit anderen Süßstoffen und ist ein Geschmacksverstärker.

Thaumatin ist als natürlicher Süßstoff in Europa, den USA und anderen Ländern zugelassen. Der Süßstoff wurde durch die JEFCA und EFSA geprüft und es wurde kein ADI-Wert festgelegt, da Thaumatin als unbedenklich gilt. Aus demselben Grund erhob die FDA Thaumatin in den GRAS-Status („Generally Recognized As Safe").

Thaumatin wird als Süßstoff, Appetitanreger, für Futtermittel und als Geschmacksverstärker verwendet. Thaumatin interagiert mit den Umami-Rezeptoren auf der Zunge, jenen Regionen, die auch von Natrium-Glutamat angeregt werden.

Der Zuckeraustauschstoff Erythritol (E 968)

Erythritol (auch als Sukrin bekannt) ist ein natürlich vorkommender Zuckeralkohol (Zuckeraustauschstoff) und findet sich unter anderem als Metabolit oder Speicherstoff in Pilzen und in Seegras, kommt aber auch in Früchten wie Melonen, Weintrauben und Birnen vor. Zusätzlich wird diese Substanz in fermentierten Produkten (wie Wein, Bier, Sojasauce, Käse) durch Mikroorganismen gebildet. Es kommt auch im tierischen und menschlichen Organismus (Gewebe und Körperflüssigkeiten) vor.

Erythritol wurde vor circa 30 Jahren entdeckt, besitzt eine ähnliche Konsistenz und einen ähnlichen Geschmack wie Zucker, ohne aber dessen Nachteile (Kalorien und mögliche Bildung von Karies) aufzuweisen. Seit Sommer 2006 ist Erythritol in der EU nach gründlicher Beurteilung zugelassen, in Japan ist es schon seit 1990 und in den USA seit 1996 auf dem Markt.

Erythrit (oder Erythritol) weist 60 % der Süße von Saccharose auf und wird daher in Kombination mit geringen Mengen stärkerer Süßungsmittel verwendet. Die Herstellung von Erythrit erfolgt auf biotechnischem Weg durch die Kombination enzymatischer Schritte und anschließender Fermentation mittels bestimmter Hefen. Aufgrund der geringen Größe des Moleküls (es besteht im Gegensatz zu anderen Zuckeralkoholen nur aus vier Kohlenstoffatomen) wird es relativ rasch im Dünndarm aufgenommen und unverändert über die Niere ausgeschieden. Daraus ergeben sich zwei Vorteile:

1) Da dieser Süßstoff bereits im Dünndarm rasch absorbiert wird, gelangt kaum etwas in den Dickdarm und wird nicht durch Mikroorganismen fermentiert. Dadurch kommt es kaum zu einer abführenden und blähenden Wirkung – im Gegensatz zu den anderen Zuckeraustauschstoffen.

2) Erythritol wird unverändert mit dem Urin ausgeschieden, das bedeutet, dass es nicht vom Körper verstoffwechselt wird und somit keine Energie liefert.

Wie die anderen Zuckeralkohole (und auch andere Süßstoffe) erhöht Erythritol nicht den Blutzuckerspiegel und hat auch keinen Einfluss auf die Ausschüttung von Insulin. Es ist deshalb für Diabetiker geeignet. Aufgrund der Kalorienfreiheit und der guten Verträglichkeit hat es im Vergleich zu den anderen Zuckeralkoholen klare Vorteile.

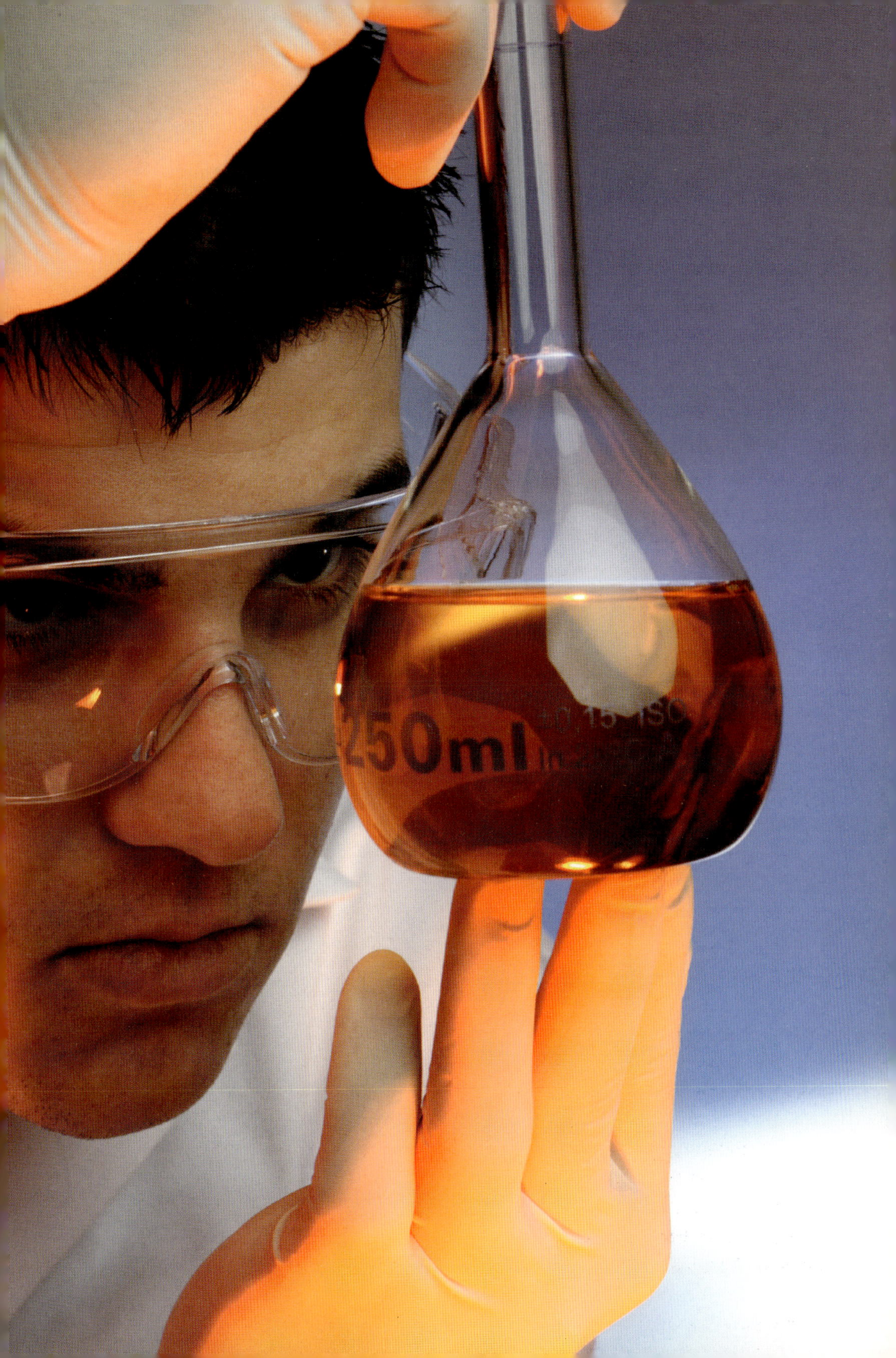
250ml

Sonderfall Glycyrrhizin

Glycyrrhizin ist 50-mal so süß wie Zucker und hat einen charakteristischen Geschmack. Chemisch gesehen gehört es zu den sogenannten Triterpen-Saponinen (auch als Saponine bezeichnet; siehe Mogrosid). Es findet sich in den Wurzeln der in Europa und im Vorderen Orient angebauten Süßholzpflanzen Glycyrrhiza glabra, Glycyrrhiza Glandulifera und Glycyrrhiza Typica.

Der aus den Süßholzwurzeln gewonnene Glycyrrhizin-haltige Süßholzsaft dient als Rohstoff zur Herstellung von Lakritzwaren.

Glycyrrhizin wird nicht als Süßstoff eingesetzt. Es ist zwar süß, hat aber einen komplett anderen Geschmack als Zucker. Ein Nachteil ist der blutdrucksteigernde Effekt, der besonders bei hohen Verzehrsmengen wirksam wird, weshalb auch schon über eine Begrenzung der maximalen Menge, die pro Tag aufgenommen werden sollte, nachgedacht wurde.

Die DFG-Senatskommission zur Beurteilung der gesundheitlichen Unbedenklichkeit von Lebensmitteln (SKLM) hat 2004 zu Glycyrrhizin eine Stellungnahme abgegeben und die Feststellung vom Bundesinstitut für gesundheitlichen Verbraucherschutz und Veterinärmedizin (BgVV) nochmals beurteilt und überarbeitet. Sie ist zu folgendem Schluss gekommen:

Es wurde vom BgVV eine Empfehlung ausgesprochen, nicht mehr als 100 mg Glycyrrhizin pro Tag zu konsumieren. Das ist nicht einfach einzuhalten, wenn auf den Packungen keine Angaben über den Glycyrrhizingehalt gemacht werden. Es kommt noch hinzu, dass Glycyrrhizin auch in Getränken (insbesondere Tee), Kaugummi und Arzneimitteln enthalten sein kann und darüber hinaus in Form von Glycyrrhizinsäure in Lebensmitteln als chemisch definierter Aromastoff zugesetzt wird.

Aufgrund von Studien muss in Einzelfällen damit gerechnet werden, dass bei Aufnahme von Glycyrrhizin aus Lakritze bzw. aus mehreren Quellen der Wert von 100 mg/Tag überschritten wird. Es wurde festgestellt, dass manche Menschen besonders empfindlich sind und bereits bei einer Aufnahmemenge von weniger als 100 mg/Tag mit speziellen Bluthochdruck-Symptomen (Pseudohyperaldosteronismus) reagieren.

Bei Kindern fehlen überhaupt zuverlässige Daten über die mögliche Gesamtaufnahme von Glycyrrhizin.

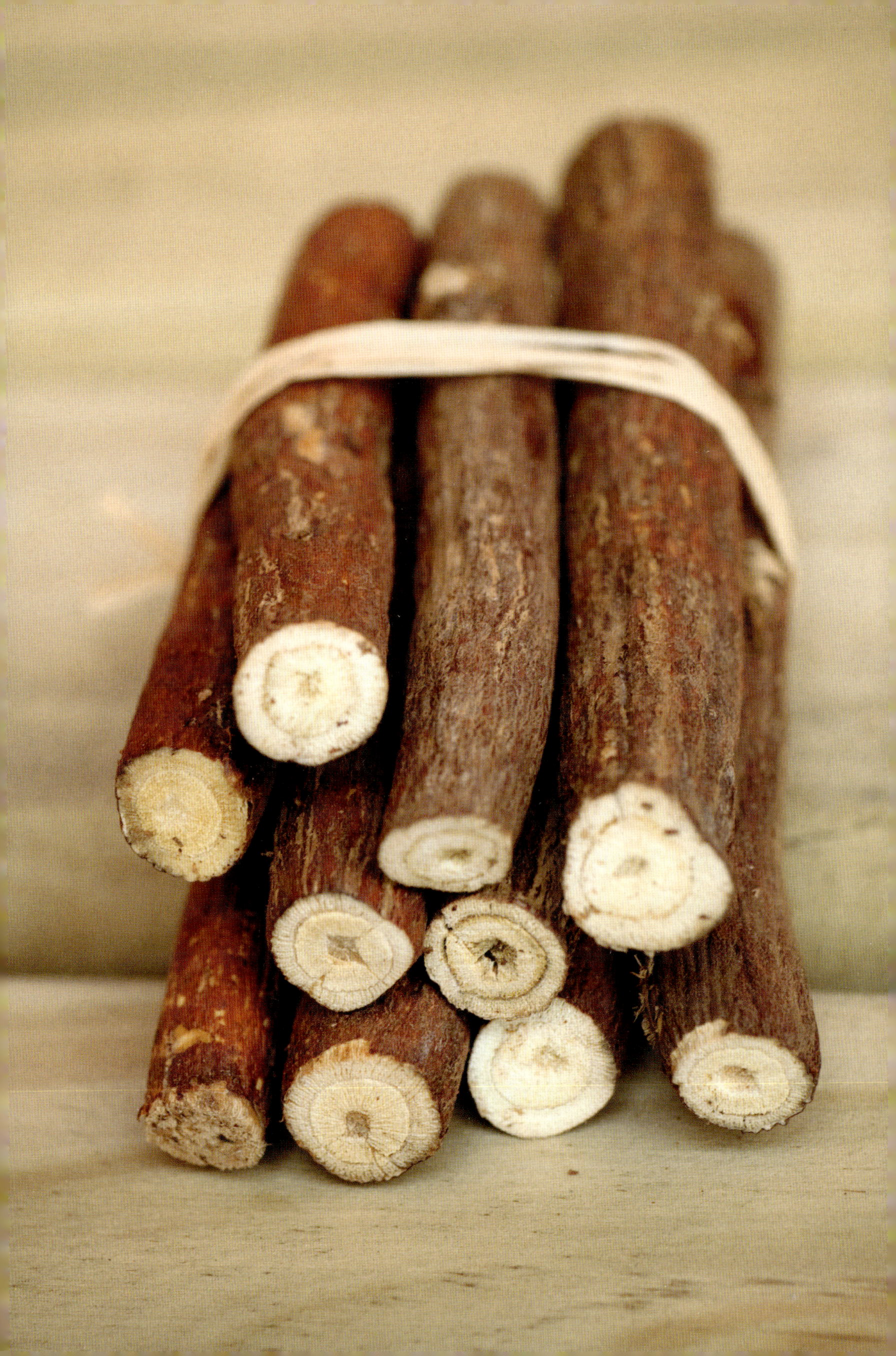

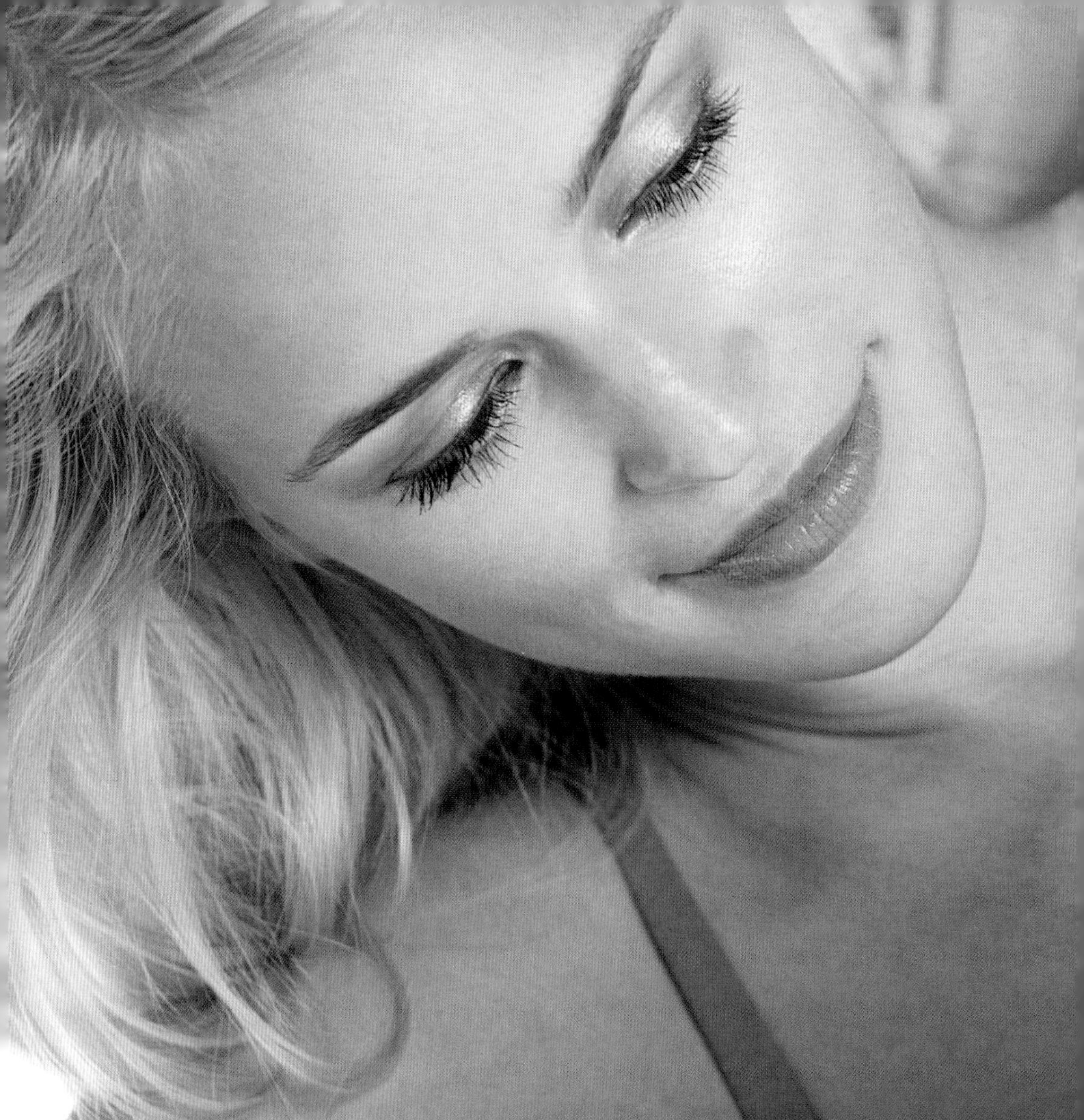

Anhang

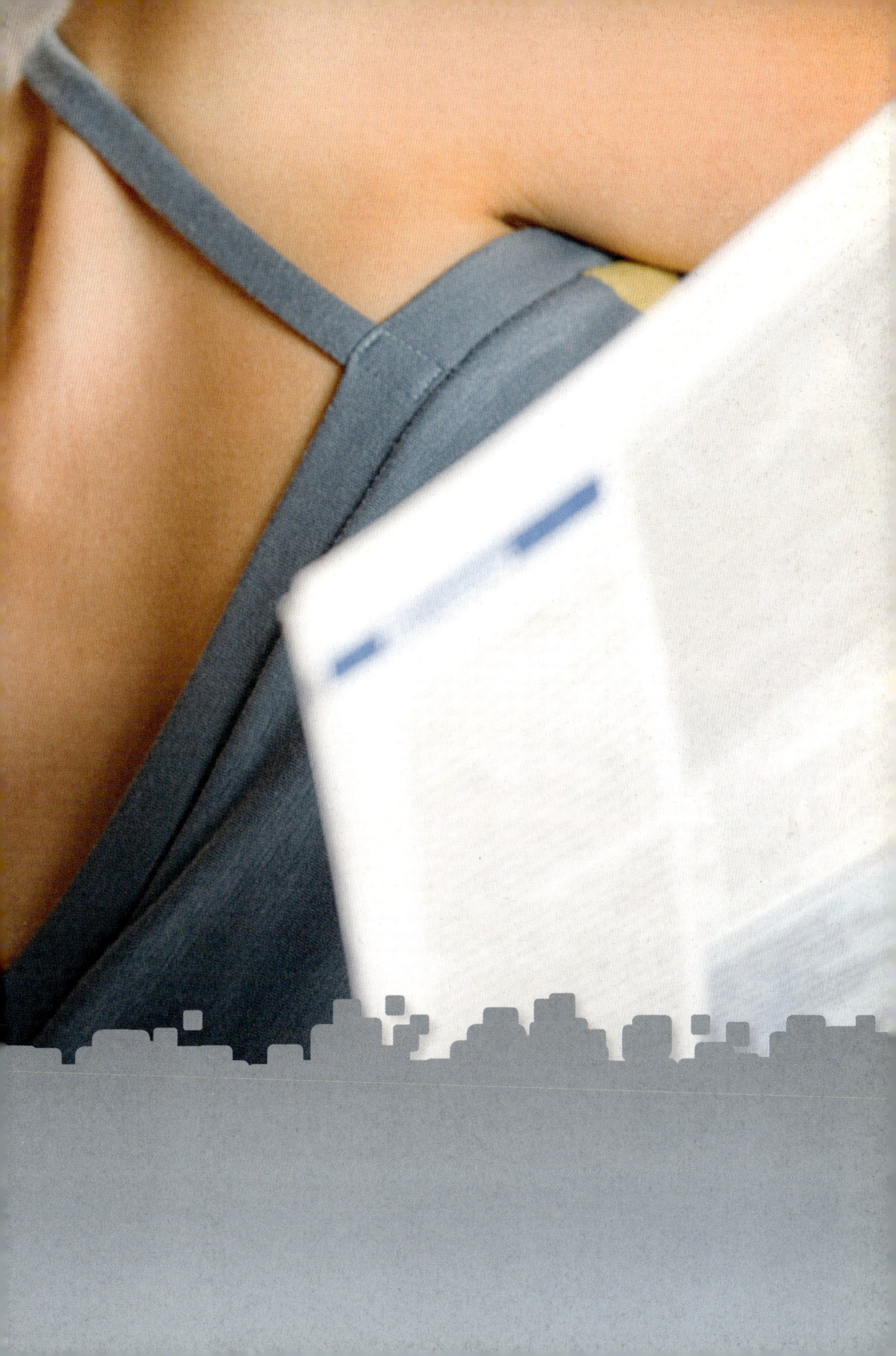

Literatur

1) http://de.wikipedia.org/wiki/Süßstoff; Zugriff am 10.03.2010.
2) Artificial Sweeteners – Do They Beer a Carcinogenic Risk?; M. R. Weihrauch and V. Diehl; Annals of Oncology 15: 1460–1465, 2004.
3) Biochemie für Mediziner und Naturwissenschafter; P. Karlson, D. Doenecke, J. Koolman; 14. Auflage, Georg Thieme Verlag Stuttgart, New York.
4) Ernährung des Menschen, Elmadfa/Leitzmann, 3. Auflage, Verlag Eugen Ulmer Stuttgart.
5) Stability Constant Determinations of Alitame with H(I) and Cu(II) under Physiological Conditions Using Potentiometric Measurements; S. Kholeif, G. Anderegg; Food Chemistry 64 (1999) 397–401.
6) www.beneo-palatinit.com/de/Intense_Sweeteners/Products/Further_sweeteners; Zugriff am 06.05.2010.
7) Neohesperidin Dihydrochalcone Is Not a Taste Enhancer in Aqueous Sucrose Solutions; J. H. A. Kroeze; Chem. Senses 25: 555–559, 2000.
8) http://de.wikipedia.org/wiki/Miraculin; Zugriff am 11.03.2010.
9) Non-nutritive Sweetener Consumption in Humans: Effects on Appetite and Food Intake and their Putative Mechanisms; R. D. Mattes, B. M. Popkin; Am J Clin Nutr. 2009 January; 89(1)–14. Doi: 10.3945/ajcn.2008.26792.
10) Bitter Taste of Saccharin and Acesulfame-K; J. Horne, H. T. Lawless, W. Speirs, D. Sposato; Chem. Senses 27: 31–38, 2002.
11) Long-Term Toxicity and Carcinogenicity Study of Cyclamate in Nonhuman Primates; S. Takayama, A. G. Renwick, S. L. Johansson, U. P. Thorgeirsson, M. Tsutsumi, D. W. Dalgard, S. M. Sieber; Toxicological Sciences 53, 33–39 (2000).
12) Degradation of Neohesperidin Dihydrochalcone by Human Intestinal Bacteria; A. Braune, W. Engst, M. Blaut; J. Agric. Food Chem. 2005, 53, 1782–1790.
13) Evaluation of Supplementary Stevia (Stevia rebaudiana Bertoni) Leaves and Stevioside in Broiler Diets: Effects on Feed Intake Nutrient Metabolism, Blood Parameters and Growth Performance; J. O. Atteh, O. M. Onagbesan, K. Tona, E. Decuypere, J. M. C. Geuns, J. Buyse; Journal of Animal Physiology and Animal Nutrition 92: 640–649, 2008.
14) Production of the Herbal Natural Seetener Thaumatin in Barley; Maltagen Forschung-GmbH.
15) Aspartame-Acesulfame-salt; International Sweetener Association – Fact sheet.
16) www.caloriecontrol.org/sweeteners-and-lite/sugar-substitutes/othersweeteners/tagatose; Zugriff am 24.03.2010.
17) Miraculin, a Taste-modifying Protein is Secreted into Intercellular Spaces in Plant Cells; H. Tadayoshi, M. Sato, K. Toyooka, H.-J. Sun, M. Yano, H. Ezura; Journal of Plant Physiology 167: 209–215, 2010.
18) Phenylketonurie; www.forum-ernaehrung.at; Zugriff am 24.03.2010.
19) www.igb.fraunhofer.de; Zugriff am 12.04.2010.
20) www.zusatzstoffe-online.de/zusatzstoffe/290.e950_acesulfam_k.html; Zugriff am 24.03.2010.
21) www.zusatzstoffe-online.de/zusatzstoffe/291.e951_aspartam.html; Zugriff am 24.03.2010.
22) www.zusatzstoffe-online.de/zusatzstoffe/294.e954_saccharin.html; Zugriff am 24.03.2010.

23) www.zusatzstoffe-online.de/zusatzstoffe/295.e955_sucralose.html; Zugriff am 24.03.2010.
24) www.caloriecontrol.org/sweeteners-and-lite/sugar-substitutes/neotame; Zugriff am 24.03.2010.
25) www.beneo-palatinit.com/en/Intense_Sweeteners/Facts_figures/ADI_value; Zugriff am 24.03.2010.
26) Universität Hohenheim; Experten rechnen mit EU-Zulassung des Süßstoffes Stevia, 04.09.2008, Springer Medizin.
27) www.juravendis.de/branchenticker/lebensmittelunternehmen/rss/article/952-sungsmittel-aus-stevia-efsa-gutachten-stuft-sie-als-unbedenklich-ein.html; Zugriff am 09.04.2010.
28) www.caloriecontrl.org/sweeteners-and-lite/sugar-substitues/othersweeteners/ cyclamate; Zugriff am 10.04.2010.
29) www.shapefit.com/sugar-substitutes-brazzein.html; Zugriff am 10.04.2010.
30) www.shapefit.com/sugar-substitutes-p4000.html; Zugriff am 10.04.2010.
31) www.shapefit.com/sugar-substitutes-neohesperidinedihydrochalcone.html; Zugriff am 10.04.2010.
32) www.shapefit.com/sugar-substitutes-dulcin.html; Zugriff am 10.04.2010.
33) www.shapefit.com/sugar-substitutes-curculin.html; Zugriff am 10.04.2010.
34) www.shapefit.com/sugar-substitutes-mabinlin.html; Zugriff am 10.04.2010.
35) www.zusatzstoffe-online.de/information/673.doku.html; Zugriff am 12.04.2010.
36) www.lebensmittel-cluster.at, Zugriff am 12.04.2010: E-Nummern.
37) www.bfr.bund.de/cd/861; www.dfg.de/download/pdf/dfg_im_profil/reden_stellungnahmen/2004/sklm_glycyrrhizin_2004.pdf; Zugriff am 14.04.2010: Glycyrrhizin.
38) www.funksjonellmat.no/german/sukrin-fragen.php; Zugriff am 15.04.2010: Erythrit bzw. Sukrin.
39) www.polyol.org/fap/fap_erythritol.html; Zugriff am 15.04.2010.
40) Erythritol: An Interpretive Summary of Biochemical, Metabolic, Toxicological and Clinical Data; I. C. Munro, W. O. Bernt, J. F. Borzelleca, G. Flamm, B. S. Lynch, E. Kennepohl, E. A. Bär, J. Modderman; Food and Chemical Toxicology 36: 1139–1174, 1998.
41) Erythritol, a New Raw Material for Food and Non-food Applications; H. Röper, Vilvoorde, J. Goossens; Bruxelles (Belgium); starch/stärke 45 (1993) Nr. 11, 400–405; VCH Verlagsgesellschaft mbH, D-69451 Weinheim, 1993.
42) www.patent.de.com//9960222/DE69204701T2.html; www.patentde.com/20010719/DE69426983T2.html; Zugriff am 20.04.2010.
43) http://chemie-im-alltag.com/articles/0043/index2.html; Zugriff am 20.04.2010: Sucralose.
44) Neurochemistry of the Gustatory System, D. V. Smith, J. D. Boughter Jr.; Springer-Verlag Berlin Heidelberg, 2007; www.anatomie.net/Unterricht/Skripte/geschmack.pdf; Zugriff am 20.04.2010.
45) www.vis.bayern.de/ernaehrung/lebensmittel/gruppen/fructose_fruchtzucker.htm; Zugriff am 23.04.2010.
46) www.suessstoff-verband.de/gesundheit/allergien; Zugriff am 23.04.2010.
47) Production of the Sweet Protein Monellin in Transgenic Plants; L. Penarrubia, R. Kim, J. Giovannoni, S.-H. Kim, R. L. Fischer; Bio/Technology Vol. 10 May 1992; © 1992 Nature Publishing Group; http://en.wikipedia.org/wiki/Monellin; Zugriff am 24.04.2010.
48) Update Süßstoffe – Neues über Nutzen und Risiken; Dr. oec.troph. Astrid Tombek, Ernährungs-Umschau, Forschung und Praxis; Nr. 4, April 2010, 57. Jahrgang; 196–200.

49) Non-nutritive Sweetener Consumption in Humans: Effects on Appetite and Food Intake and their Putative Mechanisms; R. D. Mattes, B. M. Popkin; Am J Clin Nutr. 2009 January; 89(1): 1–14.
50) Intake of Sugar – Sweetened Beverages and Weight Gain: A Systematic Review; V. S. Malik, M. B. Schulze, F. B. Hu; Am J Clin Nutr 2006; 84: 274–88.
51) Bundesinstitut für Risikobewertung (BfR); Bewertung von Süßstoffen; Information des BfR vom 21.08.2003.
52) Position of the American Dietetic Association: Use of Nutritive and Nonnutritive Sweeteners; Journal of the American Dietetic Association 2004.
53) www.spiegel.de/wissenschaft/mensch/0,1518,76604,00.html; Zugriff am 30.04.2010.
54) High-intensity Sweeteners and Energy Balance; S. E. Swithers, A. A. Martin, T. L. Davidson; Physiology & Behavior 100 (2010) 55–62.
55) www.diablogiker.de/2007/12/02/mythos-suessstoffe-mastfutter-fuer-denmenschen; Zugriff am 01.05.2010.
56) www.brasilien.de/land/florafauna/pflanzen/zuckerrohr.asp; Zugriff am 02.05.2010.
57) www.proplanta.de/web/themen.php?Fu1=1180640323&Fu1Ba=1140269039; Zugriff am 02.05.2010.
58) www.ktipp.ch/themen/beitrag/1021929/Zuckerfrei_heisst_nicht_kalorienarm; Zugriff am 02.05.2010.
59) Subhuti Dharmananda: Luo Han Guo – Sweet Fruit Used as Sugar Substitute and Medicinal Herb. In: ITM Online, Januar 2004; Zugriff über Wikipedia "Luo Han Guo" am 04.05.2010.
60) www.qualimedic.de/suessstoffe.html; Zugriff am 04.05.2010.
61) http://lifestyle.t-online.de/ernaehrung-fruchtzucker-verzicht-beschleunigtabnehmen/id_15726196/index; Zugriff am 05.05.2010.
62) www.pharmazeutische-zeitung.de/index.php?id=32563; Zugriff am 05.05.2010.
63) http://gene-abc.ch/de/unsere-gene/chromosom-1-das-laktase-gen.html; Zugriff am 05.05.2010.
64) http://old.iupac.org/publications/pac/2002/pdf/7407x1169.pdf; Zugriff am 05.05.2010: Discovery of Terpenoid and Phenolic Sweeteners From Plants: A. D. Kinghorn, D. D. Soejarto; Pure Appl. Chem., Vol. 74, No. 7, 1269–1179, 2002.
65) http://de.academic.ru/dic.nsf/dewiki/1090476; Zugriff am 05.05.2010.
66) www.zusatzstoffe-online.de/.../297.e959_neohesperidin_dc.html; Zugriff am 05.05.2010.
67) www.gisymbol.com.au/newslink.htm; Zugriff am 06.05.2010.
68) www.food.gov.uk/safereating/chemsafe/additivesbranch/sweeteners/55174; Zugriff am 06.05.2010.
69) www.wdr.de/tv/quarks/sendungsbeitraege/2004/0928/006_zusatzstoffe.jsp; Zugriff am 06.05.2010.
70) www.zentrum-der-gesundheit.de; Zugriff am 06.05.2010.
71) www.aspartame.org; Zugriff am 06.05.2010.
72) www.phenylketonurie.net; Zugriff am 06.05.2010.
73) Tagatose, the New GRAS Sweetener and Health Product; Levin GV; J Med Food. 2002 Spring; 5(1): 23–36; Abstract.
74) Gustatory Responses of Pigs to Sixty Compounds Tasting Sweet to Humans; C. Nofre, D. Glaser, J.-M. Tinti, M. Wanner; J. Anim. Physiol. A. Anim. Nutr. 86 (2002), 90–96; © 2002 Blackwell Wissenschafts-Verlag, Berlin; ISSN 0931-2439.
75) Aspartame, a Sweet-tasting Dipeptide; D. E. Walters; Dept. of Biochemistry and Molecular Biology Finch University of Health Sciences/The Chicago Medical School; Updated 25. January, 2001.

76) Daunderer – Handbuch der Umweltgifte; Ausgabe 6/2006; © 1998, 2006 ecomed Medizin, Verlagsgruppe Hüthig Jehle Rehm GmbH.
77) www.natreen.de/gesundheit/schwangerschaft-und-stillzeit.html; Zugriff am 08.05.2010.
78) Deutsches Diabetes-Zentrum (DDZ); Leibniz-Institut an der Heinrich-Heine-Universität Düsseldorf, Deutsche Diabetes-Klinik; Diabetes Information – „Diabetes in der Schwangerschaft – Informationen und Empfehlungen für Gestationsdiabetikerinnen", Sabine Auer, Diabetesberaterin DDG, 2002, Aktualisierung: Dr. med. Brigitte Pawlowski, 2004.
79) www.bmelv.de/DE/Ernaehrung/SichereLebensmittel/ZusatzstoffeErgaenzungsmittel/Zusatzstoffe/zusatzstoffeLM_node.html; Zugriff am 11.05.2010.
80) www.geowissenschaften.de/wissen-aktuell-3221-2005-07-26.html; Zugriff am 11.05.2010.
81) Brazzein a Small, Sweet Protein: Discovery and Physiological Overview; G. Hellekant, V. Danilova; Chem. Senses (suppl 1): i88–i89, 2005; © Oxford University Press 2005; All Rights Reserved.
82) http://stason.org/TULARC/science-engineering/chemistry/18-7-What-is-the-sweetestcompound-Chemistry.html; Zugriff am 12.05.2010.
83) World Health Organization; Geneva 2006, IPCS – International Programme on Chemical Safety; Safety Evaluation of Certain Food Additives: Steviol Glycosides; 117–144;
Quelle: http://whqlibdoc.who.int/publications/2006/9241660546_eng.pdf;
Zugriff über Wikipedia am 13.05.2010.
84) www.science.edu.sg/ssc/detailed.jsp?artid=67&type=6&root=3&parent=3&cat=30; Zugriff am 14.05.2010.
85) www.rosalindfranklin.edu/DNN/home/CMS/biochem/Faculty/Walters/Sweeteners/Acesulfame/tabid/1172/Default.aspx; Zugriff am 14.05.2010.
86) Commercial, Synthetic Nonnutritive Sweeteners; D. J. Ager, D. P. Pantaleone, S. A. Henderson, A. R. Katritzky, I. Prakash, D. E. Walters; Angew. Chem. Int. Ed. 1998, 37, 1802–1817; © Wiley-VCH Verlag GmbH, D-69451 Weinheim, 1998.
87) Falsifications and Facts About Aspartame; Aurora Saulo Hodgson;
Extension Specialist in Food Technology, Department of Tropical Plant and Soil Sciences;
Food Safety and Technology, Aug. 2001; College of Tropical Agriculture & Human Resources;
Quelle: www.ctahr.hawaii.edu/oc/freepubs/pdf/FST-3.pdf; Zugriff am 14.05.2010.
88) www.reformhausfachlexikon.de/fp/archiv/warenk_suessungsmittel/saccharin.php; Zugriff am 14.05.2010.
89) www.uni-protokolle.de/Lexikon/Saccharin.html; Zugriff am 14.05.2010.
90) www.zusatzstoffe-online.de/zusatzstoffe/292.e952_cyclamat.html; Zugriff am 14.05.2010.
91) S. Ghanta, A. Banerjee, A. Poddar, S. Chattopadhyay. Oxidative DNA Damage Preventive Activity and Antioxidant Potential of Stevia rebaudiana Bertoni, a Natural Sweetener. J Agric Food Chem. 2007 Dec 26; 55(26): 10962–7. Epub 2007 Nov 27.
92) L. A. Ferri, W. Alves-Do-Prado, S. S. Yamada, S. Gazola, M. R. Batista, R. B. Bazotte. Investigation of the Antihypertensive Effect of Oral Crude Stevioside in Patients With Mild Essential Hypertension. Phytother Res. 2006 Sep; 20(9): 732–6.
93) S. Gregersen, P. B. Jeppesen, J. J. Holst, K. Hermansen. Antihyperglycemic Effects of Stevioside in Type 2 Diabetic Subjects. Metabolism. 2004 Jan; 53(1): 73–6.

Wissenschaftliche Quellen

www.ncbi.nlm.nih.gov/pubmed/8143647?dopt=Abstract
www.ncbi.nlm.nih.gov/pubmed/12130868?dopt=Abstract
www.ncbi.nlm.nih.gov/pubmed/3887402?dopt=Abstract

Quellen und wissenschaftliche Belege zum Thema Süßstoff

Online

www.springerlink.com/content/0gx90hrh2kvgj3lk/
http://cebp.aacrjournals.org/cgi/content/abstract/18/8/2235
http://annonc.oxfordjournals.org/cgi/content/abstract/18/1/40
www.efsa.europa.eu/EFSA/efsa_locale-1178620753812_1211902454236.htm
www.efsa.europa.eu/EFSA/efsa_locale-1178620753812_1211902454309.htm
www.efsa.europa.eu/EFSA/efsa_locale-1178620753812_1178620765743.htm
www.ncbi.nlm.nih.gov/pubmed/3657889?dopt=Abstract
www.ncbi.nlm.nih.gov/pubmed/16985027?dopt=Abstract
http://cebp.aacrjournals.org/cgi/content/abstract/18/8/2235
http://annonc.oxfordjournals.org/cgi/content/abstract/18/1/40
www.efsa.europa.eu/EFSA/efsa_locale-1178620753812_1211902454236.htm
www.efsa.europa.eu/EFSA/efsa_locale-1178620753812_1211902454309.htm
www.efsa.europa.eu/EFSA/efsa_locale-1178620753812_1178620765743.htm
www.abstractsonline.com/viewer/viewAbstract.asp?CKey=%7B5396CF11-798D-49DF-9071-A4CB7C3D55D3%7D&MKey=%7B3B61E356-411F-435F-ACCA-167F0FDA48AD%7D&AKey=%7B728BCE9C-121B-46B9-A8EE-DC51FDFC6C15%7D&SKey=%7B0B807B23-0E48-48ED-8AD4-D3AC8138F6CE%7D

1) De la Hunty et al.: A Review of the Effectiveness of Aspartam in Helping With Weight Control. British Nutrition Foundation Nutrition Bulletin 31 (2006): 115–128.
2) Gallus et al.: Artificial Sweeteners and Cancer Risk in a Network of Case-control Studies. Annals of Oncology, 18 (2007): 40–44.
3) A. G. Renwick et al.: First European Conference on Aspartame: Putting Safety and Benefits into Perspective. Food and Chemical Toxicology.
4) Ludwig et al.: Relation Between Consumption of Sugar-sweetened Drinks and Childhood Obesity: A Prospective, Observational Analysis, The Lancet, Vol. 375/2001: 505–508.

Journale

De la Hunty et al.: „A Review of the Effectiveness of Aspartam in Helping With Weight Control." British Nutrition Foundation Nutrition Bulletin 31 (2006): 115–128.
Gallus et al.: „Artificial Sweeteners and Cancer Risk in a Network of Case-control Studies." Annals of Oncology, 18 (2007): 40–44.
Ludwig et al.: Relation Between Consumption of Sugar-sweetened Drinks and Childhood Obesity: A Prospective, Observational Analysis, The Lancet, Vol. 375/2001, 505–508.

Tordoff et al.: Effect of Drinking Soda Sweetened with Aspartame or High-fructose Corn Syrup on Food Intake and Body Weight. Am J Clin Nutr, 51/1990, 963–969.
D. M. DellaValle, L.S. Roe, B. J. Rolls; Does the Consumption of Caloric and Non-caloric Beverages With a Meal Affect Energy Intake?, Appetite 44 (2005) 187–193.
B. J. Rolls; 1991: Effect of Intense Sweeteners on Hunger, Food Intake and Body Weight: a Review. American Journal of Clinical Nutrition 53, 872–878.
A. G. Renwick; 1994: Intense Sweeteners, Food Intake, and the Weight of a Body of Evidence. Physiology & Behaviour 55, 139–143.
A. Drewnowski; 1995: Intense Sweeteners and the Control of Appetite. Nutrional Reviews 53, 1–7.
P. J. Rogers, J. E. Blundell, A. J. Hill; 1988: Uncoupling Sweet Taste and Calories: Comparison of the Effect of Glucose and Three Sweeteners on Hunger and Food Intake. Appetite 11, 54–61.
B. Härtel, H.-J. Graubaum, B. Schneider; 1993: Einfluss von Süßstoff-Lösungen auf die Insulinsekretion und den Blutglucosespiegel. Ernährungs-Umschau 40, 152–156.
J. Steininger, H. J. Graubaum, H. D. Steglich, A. Schneider, C. Metzner; 1995: Gewichtsreduktion mit saccharose- oder süßstoffhaltiger Reduktionskost? Ernährungs-Umschau 42, 430–437.
H. Förster; 1993: Einfluss des Süßstoffes Aspartam auf den Appetit. Aktuelle Ernährungs-Medizin 18, 331–337.
A. Raben, T. H. Vasilaras; 2002: Sucrose Compared with Artificial Sweeteners: Different Effects on Ad Libitum Food Intake and Body Weight after 10 wk of Supplementation in Overweight Subjects. American Journal of Clinical Nutrition 76, 721–729.

Adressen

Zentrum und Praxis für Ernährungskommunikation, Diätberatung und Gesundheitspublizistik (ZEK)
Sven-David Müller, MSc
Wendenschlossstraße 439, D-12557 Berlin-Köpenick
E-Mail: diaetmueller@web.de
Internet: www.svendavidmueller.de

Deutsche Gesellschaft für Ernährung (DGE) e.V.
Godesberger Allee 18, D-53175 Bonn
Telefon: 0228 / 3776-600
Telefax: 0228 / 3776-800
E-Mail: webmaster@dge.de
Internet: www.dge.de

Österreichische Gesellschaft für Ernährung (ÖGE)
Zimmermanngasse 3, A-1090 Wien
Telefon: 01 / 714 71 93
Telefax: 01 / 718 61 46
E-Mail: info@oege.at
Internet: www.oege.at

Schweizerische Gesellschaft für Ernährung (SGE)
Schwarztorstraße 87, Postfach 8333, CH-3001 Bern
Telefon: 031 / 385 00 00
Telefax: 031 / 385 00 05
E-Mail: info@sge-ssn.ch
Internet: www.sge-ssn.ch

Deutsches Kompetenzzentrum Gesundheitsförderung und Diätetik (DKGD) e.V.
c/o Dipl.-Theologin Mareike Carlitscheck
Adolphstraße 5, D-50667 Köln-Deutz
Internet: www.dkgd.de

Bundeszentrale für gesundheitliche Aufklärung (BzgA)
Ostmerheimer Straße 220, D-51109 Köln
Telefon: 0221 / 89920
Telefax: 0221 / 8992300
E-Mail: info@bzga.de
Internet: www.bzga.de

Verband der Diätassistenten – Deutscher Bundesverband e.V. (VDD)
Bismarckstraße 96, D-40210 Düsseldorf
Telefon. 0211 / 162175
Telefax: 0211 / 35739
E-Mail: vdd-duesseldorf@t-online.de
Internet: www.vdd.de

Verband der Diaetologen Österreichs
Grüngasse 9/Top 20, A-1050 Wien
Telefon: 01 / 6027960
Telefax: 01 / 6003824
E-Mail: office@diaetologen.at
Internet: www.diaetologen.at

Schweizerischer Verband Dipl. Ernährungsberater/innen (SVDE ASDD)
Postgasse 17, Postfach 686, CH-3000 Bern 8
Telefon: 031 / 3138870
Telefax: 031 / 3138899
E-Mail: service@svde-asdd.ch
Internet: www.svde-asdd.ch

Verband der Oecotrophologen e.V. (VDOE)
Reuterstraße 161, D-53113 Bonn
Telefon.: 0228 / 28922-0
Telefax: 0228 / 28922-77
E-Mail: vdoe@vdoe.de
Internet: www.vdoe.de

Internetadressen von sonstigen wichtigen Organisationen

www.daem.de
Deutsche Akademie für Ernährungsmedizin (DAEM) e.V.

www.dgem.de
Deutsche Gesellschaft für Ernährungsmedizin e.V.

www.forum-ernaehrung.at
forum. ernährung heute – Verein zur Förderung von Ernährungsinformationen

www.ages.at
Österreichische Agentur für Gesundheit und Ernährungssicherheit

www.diaetverband.de
Bundesverband der Hersteller von Lebensmitteln für besondere Ernährungszwecke
(kurz: Diätverband) e.V.

www.slimcoach.de
13-Wochen-Gewichtsreduktionsprogramm der Gesellschaft für Ernährungsmedizin und Diätetik nach den Richtlinien der Deutschen Adipositas Gesellschaft

www.aid.de
Internetseite rund um die Ernährung, Lebensmittel und eine gesunde Ernährungsweise

www.svendavidmueller.de
Diät- und Ernährungsberatung – viele Links zu wichtigen Organisationen im Ernährungsbereich

www.bdem.de
Internetseite des Berufsverbandes der Ernährungsmediziner in Deutschland (BDEM) e.V.

www.deutsche-adipositas-gesellschaft.de
Internetseite der Deutschen Adipositas Gesellschaft (DAG) e.V.

www.verbraucherzentrale.de
Internetseite der Verbraucherzentrale Bundesverband e.V.

www.bzga.de
Internetseite der Bundeszentrale für Gesundheitliche Aufklärung (BZGA) – Informationen über eine gesunde Ernährungsweise

www.quetheb.de
Internetseite für qualifizierte Ernährungsberatung

www.nutrinet.ch
Netzwerk Ernährung und Gesundheit

Weitere Informationen, auch zum internationalen Zulassungsstatus, erhalten Sie auf der Internetseite des Internationalen Süßstoffverbandes: www.sweeteners.org

Interessante Details zu Aspartam finden Sie außerdem auf den Internetseiten:
www.deutsch.aspartame.info
www.aboutaspartame.com
www.aspartame.org
www.ajinomoto.ch

Weitere Informationen zu Süßstoffen

www.efsa-europa.eu
Stellungnahme der Europäischen Behörde für Lebensmittelsicherheit (EFSA)

www.bag.admin.ch
Bundesamt für Gesundheit Schweiz

www.bfr.bund.de
Bundesinstitut für Risikobewertung (BfR)

Buchtipps von Sven-David Müller

Moderne Ernährungsmärchen, Schlütersche Verlagsanstalt, Hannover
Die dicksten Diätlügen, Schlütersche Verlagsanstalt, Hannover
Die Müller-Diät, Schlütersche Verlagsanstalt, Hannover
Die 50 besten und die 50 gefährlichsten Lebensmittel, Schlütersche Verlagsanstalt, Hannover
Diabetes-Ampel, Trias Verlag, Stuttgart
Das große Diabetes-Kochbuch, Schlütersche Verlagsanstalt, Hannover

Autoreninformationen

Sven-David Müller, MSc

Sven-David Müller wurde am 13. September 1969 in Braunschweig geboren. Er ist seit 1989 als staatlich geprüfter Diätassistent (Diätologe) und seit 1995 als Diabetesberater der Deutschen Diabetes Gesellschaft (DDG) tätig. Sven-David Müller hat an der Donau-Universität Krems Applied Nutritional Medicine (Angewandte Ernährungsmedizin) studiert und mit dem Master of Science (MSc) abgeschlossen. Seine Masterarbeit hat er bei Univ.-Prof. Dr. med. Kurt Widhalm geschrieben. Er leitet das Zentrum für Ernährungskommunikation, Diätberatung und Gesundheitspublizistik, kurz ZEK, in Berlin und ist darüber hinaus als Medizinjournalist, Gesundheitspublizist, Referent und Seminarleiter sowie Diät- und Ernährungscoach tätig. Sven-David Müller gehört zu den bekanntesten Ernährungs- und Diätexperten im deutschsprachigen Raum. Seit 1992 beschäftigt sich Sven-David Müller mit Süßstoffen und hat ein europäisches Süßstoff-Experten-Hearing in Bonn moderiert. Er ist Autor von mehr als 180 Beiträgen, die er in nationalen und internationalen Fachzeitschriften verfasst hat. Außerdem stammen 119 Bücher, die in neun Sprachen und einer Gesamtauflage von mehr als 3,5 Millionen Exemplaren erschienen sind, aus seiner Feder. Er hat die „Müller-Diät" entwickelt, berät Versicherungen, Verbände und Unternehmen in Ernährungsfragen und ist erster Vorsitzender beim Deutschen Kompetenzzentrum Gesundheitsförderung und Diätetik e.V. Im Jahr 2005 hat ihm der damalige Bundespräsident Horst Köhler das Bundesverdienstkreuz in Anerkennung seiner Leistungen in der Ernährungsaufklärung verliehen. Sven-David Müller ist regelmäßig Gast in Hörfunk- und auch TV-Sendungen. Während seiner zehn Jahre dauernden Tätigkeit an der Universitätsklinik Aachen, davon sechs Jahre in der Medizinischen Klinik III bei Univ.-Prof. Dr. med. Dipl.-Biochem. Siegfried Matern, hat er sich intensiv mit Stoffwechselerkrankungen beschäftigt. Es ist ihm ein Anliegen, die wissenschaftlichen Erkenntnisse der Ernährungsmedizin und Diätetik publikumsverständlich zu kommunizieren.

Mag. Jasmin Schwarz

Jasmin Schwarz wurde am 28. Oktober 1975 in Neunkirchen (Niederösterreich) geboren. Sie hat im Juni 1996 an der HTBLVA-Wien V maturiert und im Oktober 2007 mit dem Studium der Ernährungswissenschaften an der Universität Wien begonnen. Das Studium beendete sie mit einer von Univ.-Prof. Dr. Jürgen König betreuten Diplomarbeit zum Thema „Die Rolle von Coumarinen in der menschlichen Ernährung als sekundäre Pflanzenstoffe unter besonderer Berücksichtigung einer möglichen antikanzerogenen beziehungsweise kanzerogenen Wirkung" und einer Diplomprüfung im Februar 2004. Die Praktika absolvierte sie in unterschiedlichen Rehabilitationszentren in Österreich. Seit Juli 2006 ist sie Mitglied beim Deutschen Kompetenzzentrum für Gesundheitsförderung und Diätetik e.V. (www.dkgd.de). Im Zuge dessen hat sie bereits an den Büchern „Kochbuch für Fitness-Sportler und Bodybuilder" und „Die 50 besten und die 50 gefährlichsten Lebensmittel" mitgearbeitet.